创伤麻醉及重症监护治疗学

张贤军　主编

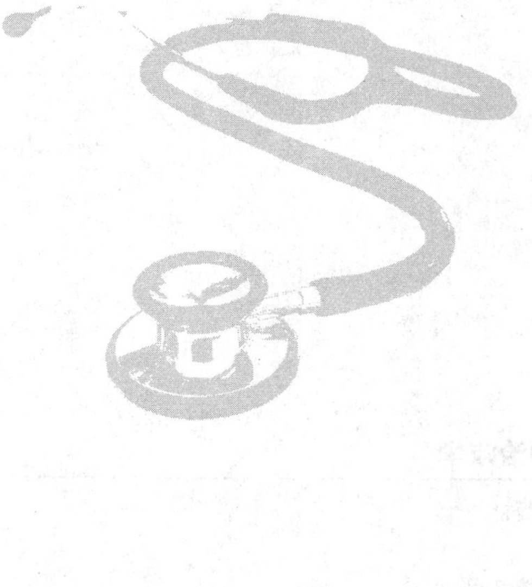

东南大学出版社
SOUTHEAST UNIVERSITY PRESS
·南京·

图书在版编目(CIP)数据

创伤麻醉及重症监护治疗学 / 张贤军主编. —南京：东南大学出版社，2013.12

ISBN 978-7-5641-4718-1

Ⅰ.①创… Ⅱ.①张… Ⅲ.①创伤外科学-麻醉 ②险症-监护(医学) ③险症-治疗学 Ⅳ.①R64 ②R459.7

中国版本图书馆 CIP 数据核字(2013)第 318406 号

创伤麻醉及重症监护治疗学

出版发行	东南大学出版社
出 版 人	江建中
社　　址	南京市四牌楼 2 号
邮　　编	210096
经　　销	江苏省新华书店
印　　刷	常州市武进第三印刷有限公司
开　　本	787 mm×1 092 mm　1/16
印　　张	10.75
字　　数	300 千字
版　　次	2013 年 12 月第 1 版　2013 年 12 月第 1 次印刷
书　　号	ISBN　978-7-5641-4718-1
定　　价	29.00 元

*** 本社图书若有印装质量问题，请直接与营销部联系，电话：025—83791830。**

创伤麻醉及
重症监护治疗学

前言 PREFACE

创伤麻醉和重症监护治疗技术近年来发展较快，知识不断更新，本书分为前后两大部分，分别对创伤麻醉及重症监护治疗进行了详细阐述。

本书创伤麻醉部分不但包括了创伤麻醉的基本处理原则，身体各个部位创伤麻醉时的处理要点，还对灾害性创伤过程中的现场急救、特殊感染患者的特殊处理、创伤患者的心肺脑复苏等做了阐述，以期在紧急和特殊情况下起到抛砖引玉的提醒纠正作用。

本书的重症监护部分详细介绍了多种常见危重症的急救、监护及治疗要点；15 项常用监护技术；16 项救治技术；监护室救治热点、难点。深入阐述和分析了急救医学的热点、难点、争议和发展趋势，内容实用简捷、重点突出、理论和技术新颖，适合临床工作中阅读参考。

由于编者的技术水平及工作经验有限，时间匆忙，在编写过程中难免出现一些错误和偏差，希望读者以审视的眼光进行阅读，并恳请提出宝贵的意见。

编　者

2013 年 8 月

前言

创伤麻醉及
重症监护治疗学

目录 CONTENTS

第一章　创伤患者的麻醉前评估

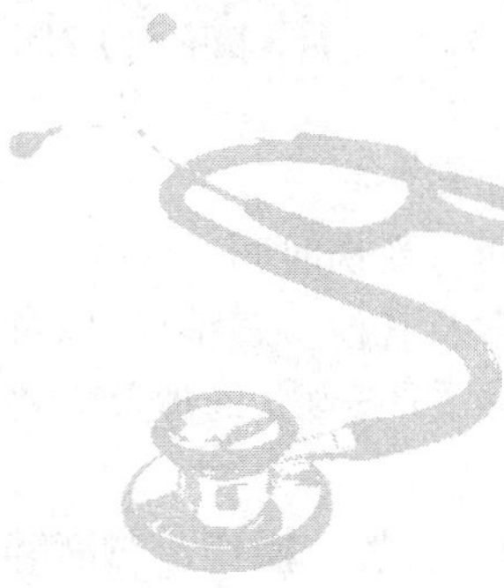

第一节　创伤麻醉的特点和原则

一、麻醉医师在创伤伤员救治中的作用

参与创伤患者救治的整个过程，包括院前急救，危重伤员转运及处置。

1. 现场或急救复苏　初步伤情评估、紧急气道管理、复苏和早期剧痛处理。

2. 手术室　麻醉管理、生命监护和处置。

3. 复苏室或重症监护室（ICU）　全身状态监护、危重抢救和疼痛治疗。

二、创伤麻醉的特点

1. 灾害现场或野战条件　批量伤员，环境设施简陋，与外界隔离，流动性大。

2. 病情紧急、危重和复杂　严重创伤患者病情紧急危重，多发伤和（或）复合伤将显著增加病情的复杂性。

3. 疼痛　创伤患者常伴剧痛。在诊断明确的情况下可早期给予适当的镇痛处理，但以下情况不能使用镇痛剂：①血流动力学不稳定；②呼吸抑制；③意识障碍。

4. 饱胃　创伤为突发事件，如情况不明，应按饱胃处理。

三、创伤麻醉的基本原则

1. 能满足手术要求，足够的镇痛与镇静。

2. 便于麻醉操作、术中呼吸管理和循环管理。

3. 麻醉实施者应对所选方法、药品、设备充分了解，并能熟练应用。

4. 灾害现场或野战条件下麻醉应以效果确实、操作简单、安全范围大、起效和恢复迅速、便于后送为基本原则。

5. 创伤麻醉过程中，循环的管理至关重要，维持循环过程中要综合考虑受伤前后体液的丢失和感染、应激等多方面的影响。

四、创伤麻醉选择依据

1. 患者的全身状况。

2. 创伤部位、范围和程度。

3. 拟定的手术方案(包括手术部位、切口、体位手术可能持续的时间和对麻醉的特殊要求等)。

4. 手术中可能出现的问题与困难程度。

5. 麻醉医师的处理经验和理论知识水平。

第二节　麻醉前准备

一、了解伤员伤情,作好麻醉预案

1. 受伤史、损伤机制、进食时间与受伤时间。

2. 检查情况(体检情况、影像学及其他检查结果)以及伤情评估。

3. 注意伤员在此前救治中已接受的药物、处理及效果。

4. 既往病史和用药情况等。

5. 了解切口部位、体位、手术时间;特殊操作及对麻醉的要求和影响。

6. 对术前本能见到的伤员,麻醉科医师应与外科医师对伤情进行交接。

7. 对伤员可能发生的变化、意外和并发症有预见及防范预案。

二、物品和设备准备

1. 根据条件常规准备氧气源、麻醉机、无创监测仪、麻醉药;气管插管用具、急救药品和吸引器等。

2. 对可能困难气道伤员,准备环甲膜穿刺器、逆行插管用具、气管切开包等。

3. 大出血伤员准备全血、红细胞、新鲜冰冻血浆和血小板等。

4. 外周输液管道和液体,有条件可准备中心静脉、有创动脉监测设备。

5. 条件允许可准备中心体温监测、加温输液装置和血液回收装置等。

三、麻醉前用药

1. 麻醉前用药是手术麻醉前的常规措施,一般常在麻醉前 0.5～1 小时肌内注射给药。常选用镇静催眠药、麻醉性镇痛药、抗胆碱药、抗组胺药和抗酸药等。

2. 对于伤情重或存在呼吸障碍的伤员,以及前级救治阶梯已接受足量镇痛药和镇静药物处理的伤员,使用镇痛、镇静药应慎重,减量或不用。

3. 在热带及伤员高热情况下,禁用阿托品。

四、饱胃处理

1. 创伤后胃排空时间比正常人(4～6 小时)显著延长;如进食后 1～2 小时内受伤,排空时间延长至 8～10 小时,若进食后即刻受伤则排空时间甚至延长至 12～24 小时。如果伤情允许,可延缓手术,至少禁食 8～12 小时,禁饮 2～4 小时。

2. 如不能禁食禁饮,但时间允许且患者能够配合,麻醉前应安置胃管,吸引排空胃内容物。

3. 尽早静脉给抑制胃酸分泌药,如雷米替丁 50 mg,和/或全麻诱导前口服非颗粒状抗酸剂如 0.3 mmol/L 枸橼酸钠 30 ml 以中和残余胃酸。

4. 选择清醒气管插管;快速诱导插管时应将环状软骨压向颈椎压闭食管。

五、麻醉前急救

1. 麻醉前应根据高级创伤生命支持流程对伤员进行最简要的快速评估，该检查不会延误抢救时间，对存在生命威胁的伤情优先处理是提高麻醉手术安全的重要环节。

（1）伴有血气胸时，应先做胸腔闭式引流，再加压通气，麻醉诱导。

（2）有紧急气道插管指征的伤员，先建立气管插管或外科气道以保障通气。

（3）伴活动性大出血伤员，麻醉前输液按早期容量复苏原则进行。

（4）心脏压塞：对于创伤性急性心包压塞伤员，针刺心包穿刺术可能不是一个有用的操作，应紧急行复苏性开胸手术。

（5）挤压综合征。如地震引起的长期肢体挤压伤，若肢体已坏死，应在现场尽早用止血带（减压前用止血带更佳），以防减压后的高血钾、进一步低血容量和酸中毒导致伤员迅速出现心搏骤停。

2. 术前尽可能在短时间内改善或纠正伤员的全身情况。在活动性大出血的危急情况下，只有手术止血才能挽救患者生命，在早期容量复苏的同时，抓紧时间确定手术方案和手术顺序，及时麻醉和手术，以防延误抢救时机。

六、监测项目

应根据伤员全身状况、创伤部位、范围；程度和设备条件选择监测项目。

1. 基本临床监测　包括心电图、无创血压、呼吸频率、脉搏血气饱和度、尿量、皮温和色泽及精神状态等。

2. 有条件时可监测项目　①血气、电解质、酸碱平衡、血糖、血乳酸浓度及体温监测；②红细胞比容和血红蛋白含量；③凝血和纤溶系统监测；④呼吸参数监测：潮气量、分钟通气量、气道压、气道阻力、氧浓度、呼吸末二氧化碳和麻醉气体浓度；⑤有创血流动力学：动脉穿刺测血压、中心静脉穿刺监测中心静脉压等。

第二章　创伤患者麻醉药物的选择

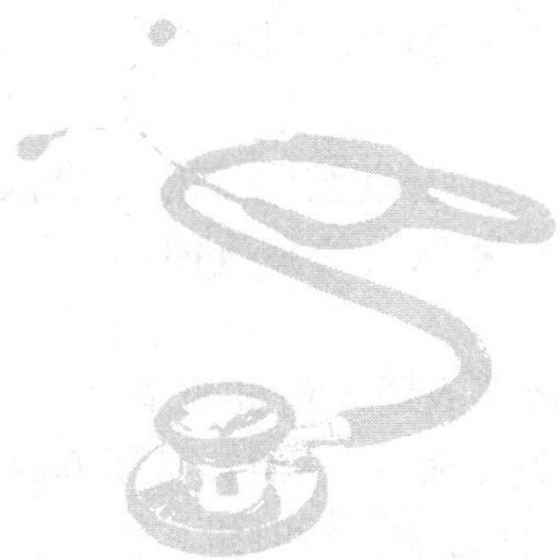

严重创伤患者具有病情复杂、变化迅速的特点，此类患者的麻醉处理明显不同于其他患者：不能耐受深麻醉；难以配合麻醉操作，易发生呕吐误吸；麻醉作用时间明显延长，常伴有不同程度的脱水、酸中毒，需要循环支持等。此类患者在实施麻醉时，麻醉药物的选择也是非常有讲究的。

第一节　静脉麻醉药

理想的静脉麻醉药要求具备以下特点：

1. 其溶液稳定。
2. 注射部位无疼痛或外渗对组织无损伤。
3. 组胺释放作用弱。
4. 起效快，迅速分解为无活性代谢产物，有效清除/再分布机制。
5. 对呼吸和(或)循环系统无影响，苏醒迅速、完全。
6. 术后无副作用(恶心、呕吐、谵妄、头痛)。

一、静脉镇静-催眠药

静脉镇静-催眠药普遍接受的作用机制的理论是通过与抑制性神经递质 γ-氨基丁酸(GABA)相互作用而产生作用。静脉麻醉药的主要药理作用是产生剂量依赖性 CNS 抑制(量效曲线，dose-response)，表现为镇静和催眠。多数镇静-催眠药(氯胺酮例外)减少脑代谢($CMRO_2$)和脑血流量(CBF)，降低颅内压(ICP)和眼压。静脉麻醉药产生剂量依赖性呼吸抑制，这对未进行呼吸道控制的创伤患者而言非常危险。大部分静脉镇静-催眠药缺乏内源性镇痛活性，但氯胺酮除外，它具有镇痛作用。静脉麻醉药诱导特点和需用剂量见表 2-1。

表 2-1　静脉麻醉诱导特点和需用剂量

药物	诱导剂量(mg/kg)	起效时间(sec)	维持时间(min)	兴奋性活动	注射部位疼痛	心率	血压
硫喷妥钠	3～6	＜30	10～15	＋	0/＋＋	＋	－
丙泊酚	1.5～2.5	15～45	10～15	＋	＋＋	0/－	－
咪达唑仑	0.2～0.4	30～90	10～30	0	0	0	0/－
地西泮	0.3～0.6	45～90	15～30	0	＋＋＋	0	0/－
依托咪酯	0.2～0.3	15～45	5～10	＋＋＋	＋＋＋	0	0
氯胺酮	1～2	45～60	10～20	＋	0	＋＋	＋＋

注:0 代表无变化;＋代表增加;－代表减少。

（一）硫喷妥钠(thiopental)

1. 呈碱性,2.5%硫喷妥钠的 pH＞9,加入酸性溶液(林格液)时将产生沉淀。

2. 可降低脑氧代谢率(CMRO2)、脑血流量(CBF)、颅内压(ICP),改善大脑对不完全缺血的耐受性,适用于颅脑创伤而血容量基本正常和循环功能稳定的患者。

3. 能使心肌抑制和血管扩张,静脉注射硫喷妥纳 5 mg/kg 可使狗的心肌收缩力降低 20%,故应缓慢减量注射。

4. 绝对禁用于低血容量休克等危重创伤患者,极易导致血压骤降而突发心搏骤停。

5. 半衰期长、苏醒缓慢,成人诱导剂量为静注 3～5 mg/kg,老年人需减量 30%～40%。

6. 巴比妥类误注入动脉可导致小动脉和毛细血管内形成结晶,引起强烈的血管收缩、血栓形成,甚至组织坏死。

（二）羟丁酸钠(sodium hydroxybutyrate)

1. 毒性低的催眠药,对呼吸循环和肝肾功能影响小。

2. 具有副交感兴奋作用,麻醉前需给足够剂量对抗胆碱药。

3. 成人诱导剂量为 50～80 mg/kg,儿童可达 100 mg/kg,麻醉后下颌松弛良好。

4. 禁用于高血压,严重心脏传导阻滞或左束支传导阻滞,心动过缓,癫痫和惊厥患者。

（三）咪达唑仑(midazolam)

1. 咪达唑仑消除半衰期 1～4 小时,效应室平衡时间稍慢（0.9～5.6 分钟）,蛋白质结合率很高（96%～98%）。

2. 对心脏病而心功能仍正常的患者,其作用类似硝普钠。因此,对严重低血容量伴心血管功能不稳定的创伤患者,可考虑选用小剂量地西泮或咪达唑仑施行诱导麻醉、但对于严重休克或老年患者,其心血管抑制作用十分明显。

3. 小剂量(1～2 mg 静推)咪达唑仑能提供良好的镇静、遗忘和抗焦虑作用,对心血管功能影响轻微。

（四）氯胺酮(ketamine)

1. 产生剂量依赖性 CNS 抑制,产生所谓的分离麻醉状态,其特征为显著镇痛和遗忘。

2. 静脉注射 1～2 mg/kg(肌内注射 4～8 mg/kg)施行麻醉诱导，作用持续 10～20 分钟，但完全清醒需 60～90 分钟。

3. 该药对循环系呈双重作用，一方面对循环系功能正常的患者因促进神经末梢去甲肾上腺素的释放而引起收缩压增高和心率增快；另一方面抑制左室心肌和血管平滑肌而导致血压下降，严重低血容量休克患者，会因心肌耗氧量增加而加重心肌缺氧，因此容易导致心律失常和低血压，甚至心搏骤停。

4. 氯胺酮增加 CMRO2、CBF、ICP，故不适用于颅脑外伤或伴有高血压、心肌损伤的创伤患者。

5. 氯胺酮具有舒张支气管的作用，常被推荐用于麻醉诱导，氯胺酮可激活癫痫患者的致癫痫灶。

(五) 丙泊酚(propofol)

1. 丙泊酚为一种烷基酚化合物，不溶于水，需以卵磷脂乳剂配成 1%制剂(10 mg/kg)。

2. 成人诱导剂量为 1.5～2.5 mg/kg，静注；丙泊酚通过肝代谢从中央室迅速清除；持续静脉输注 8 小时，静脉输注半衰期＜40 分钟，即使延长输注时间，苏醒仍迅速、完全。

3. 其心肌抑制作用与硫喷妥钠相似，容易引起低血压，也不适于危重创伤患者，或减少剂量极慎重的使用；在出血性休克模型中发现，在代偿期丙泊酚的血药浓度可增加 20%，出现失代偿休克后血药浓度可快速显著升高。

4. 该药可降低 CMRO2、CBF、ICP。

5. 丙泊酚产生剂量依赖性呼吸抑制，用于麻醉诱导时，25%～35%患者会出现呼吸暂停。

6. 丙泊酚具有止吐特性，不诱发恶性高热。

(六) 依托咪酯(etomidate)

1. 依托咪酯是一种羟化咪唑，仅其右旋异构体具有麻醉作用，常用剂量为 0.15～0.3 mg/kg，老年和危重患者可减至 0.1 mg/kg，1 分钟后患者入睡，维持 5～10 分钟。

2. 对心血管影响轻微，能降低 CMRO2、CBF、ICP 和增加脑灌注压(CPP)，因此适用于休克或循环功能不稳定的创伤患者，或伴有颅脑外伤的多发伤患者。

3. 依托咪酯的不良反应包括：注射部位刺激和肌痉挛；应用依托咪酯后呕吐发生率高，尤其合用麻醉镇痛药时；有抑制肾上腺皮质功能的作用。

4. 不引起组胺释放，适用于反应性气道疾病患者。

(七) 氟马西尼(flumazenil)

1. 苯二氮䓬类受体的竞争性拮抗剂，与苯二氮䓬受体亲和力大、特异性高、内在活性低。

2. 它能有效地逆转苯二氮䓬类药引起的镇静、呼吸抑制和遗忘作用。

3. 氟马西尼半衰期短，清除率高，随着拮抗剂被清除，如果受体部位残余的激动剂浓度足够高，可能会导致再次镇静。

二、阿片类镇痛药

阿片类镇痛药是指作用于中枢神经系统能解除或减轻疼痛并改变对疼痛的情绪反应的药物。阿片样物质必须通过血-脑脊液屏障方能到达作用部位——中枢神经系统神经元细胞膜受体(表 2-2)。与阿片样物质结合的血浆蛋白主要有清蛋白和 α_1-酸性糖蛋白。生物转化和排泄是阿片样物质消除的主要机制。不同阿片类药物的相对效能和各种效应的血药浓度见表 2-3。

表 2-2 阿片受体的分类

型别	效应	内源性阿片样肽	激动药物代表
μ	脊髓以上镇痛、呼吸抑制、心率减慢、欣快感依赖性	β-内啡肽	吗啡、哌替啶
κ	脊髓镇痛、镇静、缩瞳、轻度呼吸抑制	强啡肽	喷他佐辛、丁丙诺
δ	调节受体活性	亮腓肽	?
σ	烦躁不安、瞳孔散大、幻觉、兴奋、呼吸和心率增快、血压升高	?	喷他佐辛

表 2-3 不同阿片类药物的相对效能和各种效应的血液浓度

效应	吗啡	哌替啶	芬太尼	舒芬太尼	阿芬太尼	瑞芬太尼
相对效能	1	0.1	100	500～1 000	10～20	
镇痛剂量(mg)	10	100	0.1	0.01～0.02	0.5～1.5	
最低有效镇痛(ng/ml)	10～15	200	0.6	0.03	15	
中度阵痛(ng/ml)	20～50	400～600	1.5～5.1	0.05～0.11	40～80	
使 MAC 降低 50%(ng/ml)	—	>500	0.5～2	0.145	200	1.3
复合 70%N_2O 时手术镇痛(N_2O)	—	—	15～25	—	300～500	
通气阀抑制(N_2O)	25	200	1	0.02～0.04	50～100	
CO_2 减少 50%的通气反应(CO_2)	50	—	1.5～3	0.04	102～350	2.1～2.9
窒息(ng/ml)	—	—	7～22	—	300～600	
意识消失(ng/ml)		惊厥	15～20	—	500～1 500	

（一）吗啡(morphine)

1. 是镇痛药的代表，它作用于中枢神经系统具有镇痛、镇咳、导致恶心、呕吐等作用。

2. 对呼吸有抑制(μ_2 受体)，对 CO_2 反应降低。吗啡扩张阻力血管及容量血管；引起体位性低血压，其降压作用是由于它便中枢交感张力降低，外周小动脉扩张所致，因而该作用部分地与吗啡释放组胺有关，大剂量吗啡能收缩支气管。

3. 吗啡可以引起便秘和尿潴留。

4. 吗啡也是治疗急性肺水肿的综合措施之一(降低呼吸中枢对肺部传入刺激敏感性→减弱呼吸过度兴奋；扩张外周血管→减轻心脏负荷)。

5. 吗啡主要用于急性疼痛患者，成人常用剂量为 8～10 mg，皮下或肌内注射。对休克患者应采用静脉注射途径，剂量酌减。

6. 临床上禁用于支气管哮喘、上呼吸道梗阻、颅内病变或外伤、严重肝功能不全、不明确的急腹症;待产妇、1岁以下的婴儿。

(二) 哌替啶(pethidine)

1. 药理作用与吗啡相似,效价为吗啡1/10,肌内注射125 mg ≈吗啡15 mg,持续镇痛时间为吗啡的1/2～3/4(2～3小时)。

2. 对各种疼痛均有效,对内脏痛的效果更为显著,常作为辅助用药;不宜长期用于癌性镇痛(神经毒性、肾毒性)。

3. 哌替啶有奎尼丁样作用,降低心肌的应激性。对心肌有直接的抑制作用,尤其在代偿机制受到削弱的情况下更为明显。

4. 接受单胺氧化酶抑制药(如异丙烟肼等)的患者应用哌替啶,可产生严重反应,表现为严重的高血压、抽搐、呼吸抑制、大汗和长时间昏迷,甚至致死。

(三) 芬太尼(fentanyl)

1. 主要作用μ_1受体,表现为镇痛、镇静及心率减慢,效价为吗啡的100～180倍,哌替啶的550～1 000倍。

2. 芬太尼对血流动力学的作用较小,与催眠性诱导剂结合使用有协同作用。对高交感张力的患者,该药可使心率减慢和血压下降。

3. 芬太尼的组织/血分配系数大,组织摄取和贮存芬太尼快,静脉注射后,立即生效,持续时间约30分钟,但反复注药可产生蓄积作用。

4. 给予芬太尼一个负荷剂量后,以每分钟0.02～0.10 μg/kg静注,可获得稳定的血浆(镇痛)浓度,并使吸入麻醉剂的MAC降低约50%。

5. 芬太尼对心血管系统影响小,可用于创伤性休克患者的麻醉维持。若与氧化亚氮合用,可减少芬太尼用量,获得满意的麻醉效果。

6. 快速静脉注射芬太尼可引起胸壁和腹壁肌肉僵硬而致影响通气,肌肉松弛药或阿片受体拮抗药;反复或大剂量注射后3～4小时出现迟发性呼吸抑制,临床上极应引起警惕。

(四) 舒芬太尼(sufentanil)

1. 高选择性、高强度的μ阿片受体激动剂,镇痛强度为芬太尼的10～15倍。

2. 舒芬太尼在血、脑之间迅速分布平衡,呈剂量依赖性降低吸入麻醉药的MAC。舒芬太尼的脂溶性很高,药代动力学特征与芬太尼相类似。

3. 舒芬太尼可使MAP、HR、CI下降,SVRI上升,LVSWI、RVSWI无明显改变;CVP增加,MPAP无明显变化,PCWP下降,但很快恢复。

(五) 阿芬太尼(alfentanil)

1. 阿芬太尼是μ阿片受体激动剂,镇痛强度约为吗啡的10倍;芬太尼的1/10～1/4倍,作用维持时间也很短,适合持续静脉输注。

2. 阿芬太尼的pK_a为5.8,阿芬太尼的血浆蛋白结合率达90%以上,几乎均处于非解离状态,使阿芬太尼能够迅速通过血-脑脊液屏障,其血脑平衡半衰期为1.1分钟,而芬太尼和舒芬太尼超过6分钟,故阿芬太尼起效迅速。

3. 阿芬太尼较芬太尼的脂溶性低、蛋白结合率高(约92%,大部分为α_1-酸性糖蛋白),分布容积较小。阿芬太尼快速分布到组织中,血浆药物浓度迅速下降,90%的用量经 30 分钟即可从血浆清除。

（六）瑞芬太尼(remifentanil)

1. 瑞芬太尼是纯粹的 μ 受体激动药。临床上其效价与芬太尼相似，为阿芬太尼的 15～30 倍。注射后起效快(1 分钟)、消失快(5～10 分钟)，是真正的短效阿片类药。

2. 瑞芬太尼在体内的代谢途径是被组织和血浆中非特异性酯酶迅速水解。可持续滴注、重复用药不产生蓄积；代谢作用与性别、年龄、体重及肝肾功能状态无关；术后应尽早采用替代性镇痛措施。

3. 可增强异氟烷的麻醉效能；降低其 MAC，可使动脉压和心率下降 20%以上，下降幅度与剂量不相关。不引起组胺释放。也可引起恶心、呕吐和肌肉僵硬，但发生率较低。

（七）曲马朵(tramadol)

1. 人工合成的部分阿片受体激动药；效果是吗啡的 1/1 000，对中度至重度疼痛均有效。

2. 一般用量不产生呼吸抑制；对循环、呼吸影响小，对老年、衰竭患者较安全。

3. 成人 50～100 mg/次，2～3 次/天；剂量＜400 mg/d；目前在镇痛(各种疼痛及术后镇痛)多用。

三、阿片受体激动—拮抗药

（一）布托啡诺(butorphanol)

1. 布托啡诺的作用与喷他佐辛相似，其激动强度约为喷他佐辛的 20 倍，而拮抗强度约为其 10～30 倍。

2. 由于对 σ 受体的亲和力低，很少产生烦躁不安等不适感。

3. 其镇痛效价约为吗啡的 4～8 倍，哌替啶的 30～40 倍。其作用持续时间与吗啡相似，肌内注射 2 mg 可维持镇痛 3～4 小时。

4. 此药也有呼吸抑制作用，但较吗啡为轻，且在 30～60 μg/kg 剂量范围内并不随剂量加大而加重。对心血管的影响轻微，很少使血压下降，有时反使血压升高。

（二）纳布啡(nalbuphine)

1. 镇痛强度与吗啡相似，约为喷他佐辛的 3 倍，拮抗作用的强度介于烯丙吗啡与喷他佐辛之间，相当于前者的 1/4。其呼吸抑制作用与等效剂量的吗啡相似，但有封顶效应(ceiling effect)，很少产生不适感，也不引起血压升高、心率增快。

2. 由于纳布啡对 μ 受体有拮抗效应，在吗啡或芬太尼麻醉后，应用此药既可以拮抗这些药物的呼吸抑制作用，又可利用其本身的镇痛作用，尤其适用于心血管患者。

四、阿片受体拮抗药

阿片受体拮抗药本身对阿片受体并无激动效应，但对 μ 受体有很强的亲和力，对 κ 受体和 δ 受体也有一定的亲和力，可移除与这些受体结合的麻醉性镇痛药，从而产生拮抗效应。

纳洛酮(naloxone)

1. 纳洛酮拮抗麻醉性镇痛药的强度是烯丙吗啡的 30 倍，不仅可拮抗吗啡等纯粹的阿片受体激动药，而且可拮抗喷他佐辛等阿片受体激动，但对丁丙诺啡的拮抗作用较弱。

2. 静脉注射后 2～3 分钟即可产生最大效应，作用持续时间约 45 分钟；肌内注射后 10 分钟产生最大效应，作用持续时间 2.5～3 小时。

3. 此药的亲脂性很强，约为吗啡的30倍，易于透过血-脑脊液屏障。起效迅速，拮抗作用强。消除半衰期30～78分钟。由于在脑内的浓度下降迅速，故药效维持时间短。

4. 此药是目前临床上应用最广的阿片受体拮抗药，主要用于：

(1) 拮抗麻醉性镇痛药急性中毒的呼吸抑制。

(2) 在应用麻醉性镇痛药实施复合全麻的手术结束后，用以拮抗麻醉性镇痛药的残余作用。

(3) 娩出的新生儿因受其母体中麻醉性镇痛药影响而致呼吸抑制，可用此药拮抗。

(4) 对疑为麻醉性镇痛药成瘾者；用此药可激发戒断症状，有诊断价值。

5. 近年来的研究提出，创伤应激可引起β-内啡肽释放，并认为休克时心血管功能障碍与β-内啡肽的作用有关；因而提出了应用纳洛酮治疗休克的可能性。

6. 最近还有人用纳洛酮解救急性乙醇中毒，效果明显。

五、肌松药

按阻滞性质分为去极化阻滞(琥珀酰胆碱)和非去极化阻滞。按化学结构(对非去极化肌松药)：甾类和苄异喹啉类。其中非去极化肌松药按作用时间可分为短、中、长效药物(表2-4)。

表2-4 非去极化肌松药按作用时间分类

分类	药物	ED_{95}(mg/kg)	气管插管剂量(mg/kg)	起效时间(min)	作用时间(min)	恢复指数(min)
短效药						
	瑞库溴铵	1.5	2.0	1～1.5	15～25	5～7
	米库氯胺	0.07	0.2	3～5	15～25	6～8
中效药						
	阿曲库铵	0.25	0.5	3～4	35～45	10～15
	顺阿曲库铵	0.05	0.1	4～6	40～50	10～15
	罗库溴铵	0.3	0.6	1.5～3	30～40	10～15
	维库溴铵	0.5	0.1	3～4	35～45	10～15
长效药						
	杜什氯胺	0.025	0.05	5～7	90～120	30～45
	潘库氯胺	0.05	0.15	3～5	90～120	30～45
	哌库氯胺	0.05	0.1	3～5	90～120	30～45

(一) 琥珀胆碱(succinylcholine)

1. 目前唯一起效快、阻滞较深且时效超短的肌松药，用于饱胃患者的快速插管和困难插管。

2. 大面积烧伤、创伤、上下位运动神经元损害或有恶性高热家族史等患者禁用。

3. 其存在以下方面缺点：

(1) 无满意的拮抗药，反复静注易产生Ⅱ相阻滞；

(2) 因肌束颤缩可引起眼内压、颅内压、胃内压增高以及恶性高热的发生；

(3) 因肌束颤缩可使肌肉内钾离子向血浆中释放，引起高血钾而导致心律失常，尤其对严重创伤后 10～30 天的患者，以及全身消耗和营养不良，使用琥珀酰胆碱后发生心搏骤停的概率显著增高。

(二) 阿曲库铵(atracurium)

1. 苄异喹啉类中时效非去极化肌松药。

2. 阿曲库铵在生理 pH 和体温下通过 Hofmann 消除自行降解，约占 1/3，另外 2/3 经酯酶水解，所有年龄组患者需用剂量相似。

3. 快速静注大剂量($>2ED_{95}$)阿曲库铵，因组胺释放出现低血压和心动过速，若注药时间在 1～3 分钟以上，可减弱组胺释放所致的不良反应。

(三) 顺阿曲库铵(cisatracurium)

1. 苄异喹啉类、中时效非去极化肌松药，为阿曲库铵十个同分异构体中的一个，同阿曲库铵在起效、时效、恢复和清除机制诸方面均相似，顺阿曲库铵的效能较阿曲库铵强。

2. 代谢不依赖肝脏和肾脏功能主要通过 Hoffmann 消除，但不能被非特异性血浆酯酶水解。

3. 大剂量($8ED_{95}$)不引起组胺释放，无心血管不良反应。

4. 可定速率持续静脉输注顺阿曲库铵，易于维持稳定的肌松作用。

5. 顺阿曲库铵不经肝脏和肾脏消除，肌张力恢复不依赖药物用量或持续用药时间。抗胆碱酯酶药促进肌张力恢复。

(四) 罗库溴铵(rocuronium)

1. 为氨基甾类非去极化肌松药，起效较维库溴铵更快，而时效和药代动力学特点相似；

2. 静注 1 mg/kg 后 60 秒即可得到良好的插管条件，与静注 1 mg/kg 琥珀酰胆碱相似。

3. 静注大剂量(4 倍 ED_{95})无血流动力学变化及组胺释放。

(五) 维库溴铵 (vecuronium)

1. 为中时效氨基甾类非去极化肌松药，无组胺释放或心血管不良反应。

2. 长期用于机械通气患者，可使肌无力时间延长。

3. 维库溴铵中时效、无激动心脏迷走神经作用，所以适用于缺血性心脏病患者或时间较短的门诊手术。

4. 若维库溴铵在静脉套管中与硫喷妥钠意外混合，可形成巴比妥酸混合物，阻塞静脉套管。

(六) 潘库溴铵(pancuronium)

1. 具有轻度心率增快和心排血量增加的作用，无组胺释放，容易维持血压稳定，故较适用于休克患者。

2. 静脉注射 0.12～0.2 mg/kg，3 分钟左右可以插管，临床肌松时间 90～120 分钟。

3. 潘库溴铵适度(通常 15%)增快心率，升高血压，以及增加心排出量。

4. 潘库溴铵的肌松作用比中时效非去极化肌松药更难以逆转。

（七）其他肌松药

如三碘季胺酚因全部经肾排泄，不适用于危重创伤患者；箭毒因释放组胺，也禁忌使用。

（八）药物的相互作用（表 2－5）

表 2－5　肌松药与其他药物间的相互作用

吸入麻醉药	呈剂量依赖性增强所有肌松药效应；溶解度低的七氟烷和地氟烷可迅速达血药平衡，对肌松药的首次剂量影响较大
局麻药	增强所有肌松药的作用
非去极化肌松药	复合用药产生协同或相加效应，临床意义存在疑问
非去极化－去极化肌松药	反应取决于用药顺序。琥珀酰胆碱前静注非去极化肌松药，则干扰琥珀酰胆碱的阻滞作用；琥珀酰胆碱后静注非去极化肌松药，则非去极化肌松药作用增强
抗生素	氨基苷类和多黏菌素很可能增强肌松药作用
抗惊厥药	拮抗非去极化肌松药作用

（九）神经肌肉阻滞的拮抗

抗胆碱酯酶药拮抗肌松药的原理为增高神经肌肉接头处 Ach 浓度，进而竞争性抑制肌松药效应。抗胆碱酯酶药选择剂量和有效作用时间直接影响拮抗效果（表 2－6）。

表 2－6　抗胆碱酯酶药和抗胆碱药推荐剂量
（依据四个成串刺激）

可见肌抽搐反应	肌张力衰减	抗胆碱酯酶药剂量（mg/kg，iv）	抗胆碱药剂量（μg/kg，iv）
＞2	＋＋＋＋	新斯的明 0.07	格隆溴铵 7 或阿托品 15
3～4	＋＋＋	新斯的明 0.04	格隆溴铵 7 或阿托品 15
4	＋＋	依酚氯铵 0.5	阿托品 7
4	＋/－	依酚氯铵 0.25	阿托品 7

第二节　吸入麻醉药

将麻醉药经呼吸道吸入体内产生全身麻醉的药物称为吸入麻醉药。吸入麻醉药的特点有起效快、以气体方式存在（氧化亚氮仅为气态，其他均为挥发性液体的蒸汽）和经由肺应用等优点，保证了吸入麻醉药血浆药物浓度的减少与增加一样迅速、方便。

一、吸入麻醉药的生理作用特征

（一）MAC

MAC 即肺泡最小有效浓度，指在 37 ℃、一个大气压下挥发性麻醉药和纯氧同时吸入时在肺泡内能达到 50％的患者对手术刺激不会引起摇头、四肢运动等反应的浓度（与静脉的 ED_{50} 类似）。现代强效吸入麻醉药的 MAC 值及挥发罐最高刻度见表 2－7 和吸入麻醉药特性见表 2－8。

表 2-7　现代强效吸入麻醉药的 MAC 值及挥发罐最高刻度

麻醉药	MAC	最高刻度	=MAC 数
异氟醚	1.15%	5%	4.34
按氟醚	1.68%	7%	4.16
氟烷	0.78%	5%	6.41
七氟醚	1.85%	7%	3.78

表 2-8　吸入麻醉药特性

麻醉药	蒸气压(mmHg)	分配点数		MAC(%,同氧气)
		血气(37 ℃)	脑血(37 ℃)	
氟烷	243	2.3	2.0	0.74
按氟醚	175	1.8	1.4	1.68
异氟醚	239	1.4	1.6	1.15
地氟醚	664	0.42	1.3	6.0
本氟醚	157	0.69	1.7	2.05
氧化亚氮	39 000	0.47	1.1	104

(二) 肺泡气分压

肺内吸入麻醉药达到预期浓度 (分压)后,最终与脑和脊髓麻醉药分压达平衡,吸入麻醉药在中枢神经系统(CNS)建立分压而发挥麻醉作用。平衡状态时,吸入麻醉药 CNS 分压等于血液分压,亦等于肺泡气分压。

(三) 第二气体效应

第二气体效应为浓度效应的一种特例,指同时应用两种气体(氧化亚氮和一种强效吸入麻醉药)时,大量摄取氧化亚氮可增加吸入麻醉药的 *FA*。

(四) 通气效应

1. 麻醉诱导时,血液溶解度低的吸入麻醉药 *FA/FI* 上升速率快,因而,增加或减少通气极少改变 *FA/FI* 的上升速率。

2. 吸入麻醉药 *FI* 增加,一定程度上抑制通气,肺泡通气降低,*FA/FI* 的上升速率亦减慢。该负反馈可致呼吸暂停,防止麻醉药吸入过量。

(五) 灌注效应

1. 与通气一样,心排出量不明显影响溶解度低的吸入麻醉药 *FA/FI* 的上升速率。

2. FI 过高引起的心血管抑制减少麻醉药从肺内摄取,增加 *FA/FI* 的上升速率,该正反馈可导致严重的心血管抑制。

吸入麻醉苏醒与麻醉诱导一样,主要取决于药物的溶解度(*FA* 降低速率的主要决定因素)、肺泡通气量和心排出量。

二、临床常用吸入麻醉药

(一) 氟烷(halothane)

1. 氟烷是一种卤化乙烷衍生物,血液溶解度中等,相对无刺激性,可松弛支气管平滑肌。

2. 氟烷为强效吸入麻醉药，对中枢神经系统可产生较强的抑制作用，但镇痛作用弱，氟烷对循环系统有较强的抑制作用。

3. 有扩张脑血管作用，可显著增加 ICP，导致开颅手术期间脑膨出。

4. 由于对子宫的松弛作用，剖宫产手术禁用。

5. 氟烷可引起免疫调节性肝炎，增加心肌对肾上腺素的敏感性，导致心律失常，小儿可致心动过缓。

（二）恩氟烷（enflurane）

1. 恩氟烷是一种卤化甲基乙醚，为异氟烷的异构体，价格便宜，术后恶心呕吐少。

2. 恩氟烷对循环系统有抑制作用，抑制程度随剂量增加而加重；也是一种较强的呼吸抑制药，对体弱患者可引起呼吸性酸中毒。

3. 吸入高浓度恩氟烷可见癫痫样活动，氟化物为其代谢产物，潜在肾毒性。

4. 在产程的任何阶段，均可导致与剂量相关的宫缩减弱，甚至出现宫缩无力或产后出血。

（三）异氟烷（isoflurane）

1. 异氟烷是一种卤化甲基乙醚，血/气分配系数小，麻醉加深和苏醒快。

2. 扩张外周血管，便于控制血压；体内和体外很稳定。

3. 异氟烷舒张冠状动脉，因而冠状动脉疾病患者可出现冠状动脉窃血现象，但少见。

4. 异氟烷抑制呼吸与剂量相关，能严重降低通气量，使 $PaCO_2$，增高，且抑制对 $PaCO_2$ 升高的通气反应。

5. 异氟烷对子宫肌肉收缩的抑制与剂量相关。

（四）地氟烷（desflurane）

1. 地氟烷是一种完全卤化甲基乙醚，与异氟烷的差别仅在于以氟原子取代氯原子。

2. 与异氟烷比较，地氟烷血液相组织溶解度低（与氧化亚氮相似）、麻醉作用强度低和蒸汽压高（降低分子间吸引力），输送地氟烷必须使用电加热加压蒸发器。

3. 地氟烷血/气分配系数最小，麻醉苏醒快；体内和体外最稳定；肌松作用强。

4. 地氟烷的缺点包括有刺激性气味（清醒患者不宜用面罩吸入）、突然增加 FI 时出现短暂交感神经兴奋现象和接触二氧化碳吸收剂后降解为一氧化碳（多于异氟烷）。

（五）七氟烷（sevoflurane）

1. 为完全卤化甲基异丙基醚，蒸汽压与异氟烷相似，可应用标准蒸发器。

2. 具有血液和组织溶解度低（与地氟烷相似），麻醉作用强度低和较好心肌保护作用。

3. 略带香味、无刺激性，可通过面罩进行麻醉诱导。

4. 七氟烷亦为一种强效支气管舒张剂。

5. 七氟烷麻醉下对潘库嗅铵的肌松作用有强化作用，而对维库溴铵作用更强。各种吸入麻醉药加强维库溴铵作用的顺序是七氟烷＞恩氟烷＞异氟烷＞氟烷。

6. 七氟烷的代谢产物为六氟异丙醇，不刺激抗体形成，亦不诱发免疫调节性肝炎。七氟烷接触干燥二氧化碳吸收剂后，降解为乙烯卤（复合物 A，compound A），该产物对实验兔呈剂量依赖性肾毒性，但仍无证据表明有肾脏损害。

（六）氧化亚氮(nitrous oxide)

1. 氧化亚氮是一种有甜味、无刺激性的气体。

2. 麻醉作用强度低，血液和组织溶解度低，因而常与其他吸入麻醉药或麻醉性镇痛药联合应用有相加作用。

3. 氧化亚氮 MAC 值为 105，吸入 30％～50％的氧化亚氮便可起到镇痛作用，80％氧化亚氮有一定的麻醉作用。

4. 当氧供正常时对循环无影响，无呼吸抑制，可用于休克和危重患者。

5. 对氧化亚氮的争议主要关于以下几个方面：

(1) 对术后恶心、呕吐的不明作用。

(2) 与维生素 B_{12} 失活有关的潜在毒性。

(3) 弥散进入含气腔隙和气泡产生的不良影响，如气胸、肠梗阻等顺应性间隙增大，中耳等非顺应性间隙压力增高。

第三章 创伤早期液体治疗

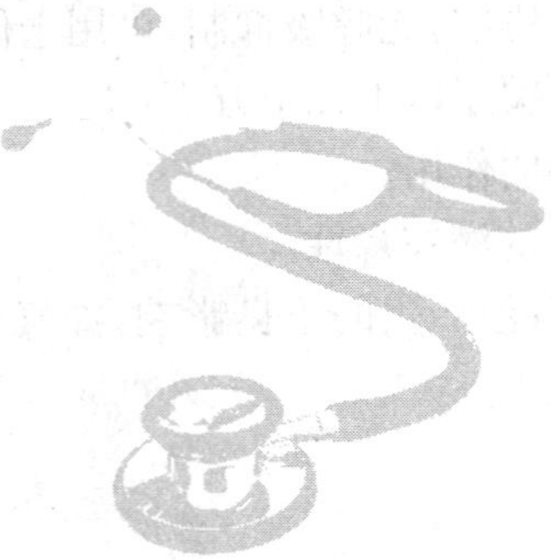

创伤患者麻醉前都存在低血容量问题，尤其是创伤后未得到及时救治的伤员，长时间的出血、饥饿、感染等造成大量的循环血容量丢失及外周血管扩张，多数伤员均存在不同程度的休克，所以麻醉前如能及时放静脉通道并及时补充液体改善循环情况，将极大提高麻醉和手术的安全性。

在手术麻醉期间难免有继续出血甚至加重的危险，此外，由于麻醉药物的扩血管作用；使有效循环容量进一步降低，因此手术麻醉期间应根据情况进行持续有效的补液治疗及严密的血流动力学监测。

严重创伤患者早期进行液体治疗时应注意以下事项：

1. 任何方式的输血和输液均代替不了有效的止血，所以输血、输液和止血一定要同时进行。

2. 补液治疗首先遇到的问题是建立快速有效的静脉输液通路，由于伤员多处于休克状态，且受环境因素的影响，所以在初期尽量选择较粗大的静脉血管进行，最好使用静脉留置针，便于妥善固定。

3. 尽快进行深静脉穿刺，不仅可以进行快速输液，也可以尽快监测中心静脉压以了解血容量情况。

4. 在有效补液和监测建立之前不能松止血带或给抗休克裤放气。

5. 有条件的情况下输入液体应尽量加温至 37 ℃，尤其是已存在休克和低体温的伤员。

6. 早期根据伤员情况尽快加温加压快速输液（>225 ml/min），估计输入失血量的 2 倍以上晶体液后再根据情况调慢速度。

7. 补液治疗的首要目标是恢复有效循环血容量，伤员早期一般不会死于急性贫血而易死于低血容量休克。在容量恢复后，第二目标是恢复携氧能力。多采用输注红细胞的方式，使用其他增加血液携氧能力的药物时要注意有发生高铁蛋白血症的危险。补液治疗的第三目标是使凝血状态正常，为此，可能需补充血小板、新鲜冰冻血浆或其他血液成分。四川华西医院口诀：血容量万万岁，红细胞万岁，凝血功能千岁，内环境长命百岁。

为达到首要目标——补充有效循环容量，必须综合考虑下列因素：

(1) 急性血液丢失常常被低估。

(2) 晶体液补充量为失血量的 2～3 倍。

(3) 手术期间丢失量大约 4～8 ml/(kg·h)。

(4) 早期使用血浆代用品对纠治休克效果明显，但要注意血液稀释后的凝血功能下降。

(5) 大多数麻醉药均有扩张血管和抑制心脏功能的作用。

以上因素均可引起容量补充不足。导致重要器官灌注不足，如急性肾衰竭、酸中毒加重和心血管功能衰竭。而另一方面，给予过多液体，可产生容量负荷过多，引起肺水肿。对于大多数创伤病例，补液宁多勿少更为安全。换言之，宁可在恢复期使用利尿剂，也不要在手术时进行心肺复苏。

8. 创伤患者首先输入的液体通常是晶体液。晶体液的优点是：快速补充容量同时维持电解质平衡，无毒性、免疫源性和致过敏性，可以快速恢复尿量，降低血液黏滞度，由于可以快速经尿排出，过度负荷的危险性较小。另一方面，晶体液的缺点是：不能携氧，一个小时内离开血管而成为细胞外液，易造成外周组织和肺水肿，还可以引起稀释性凝血障碍，需要输入量比胶体液大。

胶体液种类较多，其主要优点是在血管内维持时间长，因此不易产生水肿，扩容和增加心排出量作用优于晶体液，血液制品还有携氧和补充凝血因子作用。胶体液主要副作用包括：引起过敏或免疫反应，某些血液制品可引起感染（如肝炎、艾滋病），可引起电解质失衡等；创伤患者输血量通常要求血流动力学指标较稳定时保持红细胞比容在 25%～30%范围，既安全，又可以保障充分供氧。

9. 创伤患者凝血问题大多数是由于失血后大量输液引起稀释性低血小板血症，纤维蛋白原和其他凝血因子不足的出现通常比低血小板症晚，可根据实验室检查，如血常规、凝血酶原和部分凝血酶原时间测定、血栓弹力图等检测结果，决定是否需补充血小板、新鲜冰冻血浆或凝血酶原复合物。

早期液体复苏的目标：

1. 维持收缩压于 80～100 mmHg。
2. 维持血细胞比容于 25%～30%。
3. 维持凝血时间和部分凝血活酶时间接近正常范围。
4. 维持血清钾离子和钙离子在正常范围。
5. 维持中心温度>35℃。
6. 维持脉搏血氧饱和度。
7. 防止血清乳酸增加，及时纠正酸中毒。

第四章　创伤患者急救中的气道管理

创伤患者急救过程中首先要评估气道通畅情况，急救过程中科学合理的气道管理是决定创伤患者抢救能否成功的关键之一。

一、创伤患者气道特点

1. 创伤尤其是头、面、颈部创伤容易造成血液、大量分泌物等堵塞呼吸道。
2. 突发的灾害性创伤容易造成胃内容物反流引起误吸。
3. 地震、塌方等灾害性创伤有时可引起异物堵塞口腔或气管。
4. 暴力剧烈冲击头、面、颈、胸部有引起气管断裂的可能。
5. 头面部、胸部受伤引起的中枢性呼吸抑制或限制性通气障碍必要时需要人工气道和辅助呼吸来支持。

二、创伤患者引起气道阻塞的原因

1. 头面部、颈部直接的创伤。
2. 鼻咽部、鼻窦、口腔或上呼吸道出血。
3. 头部创伤、中毒或止痛药物引起的意识丧失。
4. 吸入胃内容物或异物(如牙托、义齿等)。
5. 口咽通气道使用不当或气管内导管位置错误。

三、创伤患者通气不足的原因

1. 呼吸动力消失，如脑外伤、休克、中毒、低温、镇静过度。
2. 气管或支气管的直接损伤。
3. 气胸或血胸。
4. 胸壁损伤。
5. 误吸。
6. 肺栓塞。
7. 颈椎损伤。
8. 支气管痉挛(烟雾或毒气吸入)。

四、需立即行气管插管的适应证

1. 严重头部创伤患者。

2. 严重休克。

3. 气道堵塞。

4. 需要强烈镇静的躁动患者。

5. 全身麻醉的患者。

6. 胸部创伤伴低血容量时。

7. 复苏后低氧血症。

8. 心搏骤停。

五、紧急气管插管的处理步骤

六、插管时应注意以下问题

1. 使用肌松药有助于实施气管插管，但要注意颈椎不稳定和大范围软组织损伤的患者不应使用去极化肌松药。

2. 对于颈椎不稳定的患者应在插管时手法控制头颈部稳定。

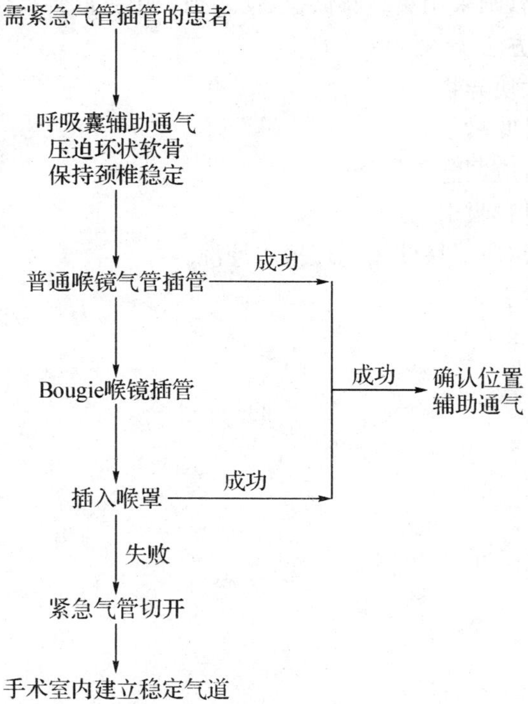

3. 正确应用环状软骨压迫方法有助于减少误吸。

4. 面罩通气时应注意避免气体进入胃内。

七、紧急情况下应考虑的气道解决方案

1. 口咽通气道或鼻咽通气道。

2. 手指辅助气管插管法。

3. 环甲膜穿刺喷射通气。

4. 气管食管联合导管。

5. 光索引导气管插管。

6. 有条件的情况下还可考虑纤支镜、视频喉镜插管。

八、误吸综合征

误吸综合征分为吸入性化学性肺炎和吸入性感染性肺炎。

1. 误吸的原因

(1) 胃内未消化的食物和液体。

(2) 血液。

(3) 创伤引起的胃排空延迟。

(4) 面罩辅助通气时压力过大引起气体进入胃内。

(5) 影像学检查时使用造影剂。

2. 预防或减轻误吸的方法

(1) 如条件允许可暂时推迟手术。

(2) 可早期给予抑酸剂。

(3) 辅助通气时合适的力度压迫环状软骨。

(4) 辅助通气过程中尽量避免过度加压通气,一般压力不应超过 20 cmH_2O。

(5) 如口内无异物,则采用头高脚低位,反之则采用头低脚高位。

3. 误吸后的处理方法

(1) 清除口腔内大块异物。

(2) 清醒患者鼓励咳嗽。

(3) 意识丧失患者应紧急气管插管。

(4) 正压通气前进行吸引。

(5) 一旦发生误吸,应尽快使用生理盐水冲洗。

(6) 使用广谱抗生素。

第五章　灾害现场急救伤员的镇痛与麻醉

在意外伤害急救过程中，经常遇到在现场急需手术的现象，如现场止血、包扎、固定、截肢等情况，此时伤员的身体多处于出血、脱水；应激、感染甚至是衰竭状态，使用麻醉药物时必须非常慎重，既不能用药量过大引起呼吸、循环严重抑制，也不能镇痛或镇静不足，否则剧烈的疼痛同样可以加重伤员的心血管负荷而诱发心血管系统的衰竭，所以救援现场手术麻醉存在很大的复杂性。

一、现场急救麻醉原则

1. 不到万不得已尽量不开展现场手术，因为灾害现场的环境往往异常恶劣，手术目的应为快速救出为主，必要时可以采用切割机等非常规手段。

2. 在实施麻醉的同时不能停止抢救的其他工作，如快速输液、输血、控制呼吸道及纠正酸中毒等。

3. 能采用局部麻醉的情况下尽量使用局部麻醉，必要时可以给予小量镇痛药物强化。

4. 在条件允许的情况下单侧肢体可以选用神经阻滞技术，如上肢的臂丛神经阻滞、下肢的股神经阻滞、腰丛神经阻滞，腔前神经阻滞等。

5. 区域静脉阻滞技术也是可以优先选择的麻醉方式，使用时先将患肢近心端结扎，选择靠近手术区域的静脉注射利多卡因等局麻药物，待药物吸收后开始手术。

6. 在有呼吸辅助装置的情况下采用全身麻醉是最方便、快捷、有效的方法，最好采用对呼吸循环影响较小的药物，如氯胺酮、曲马朵等，使用的剂量应根据伤员的反应谨慎使用。

二、现场麻醉实施

1. 局麻加强化麻醉

(1) 局麻药物应采用起效快、持续时间长，毒性小的药物；必要时可采用两种药物复合的方式，如利多卡因复合罗振卡因、利多卡因复合丁卡因，不仅可以减小中毒的几率，而且可以相互弥补不足；使麻醉更加快捷有效开。

(2) 强化药物使用不宜过深，由于多数创伤患者处于休克或衰竭状态，过深的镇静可能诱发循环和呼吸快速衰竭，从而难以施救，推荐使用咪达唑仑 1～3 mg 或丙泊酚 20～30 mg 静脉给予，给药过程中注意观察患者反应，一旦出现呼吸循环明显抑制，立即给予支持治疗。

（3）局麻效果不全时可以考虑肌内注射氯胺酮 1～1.5 mg/kg 或给予芬太尼 50～100 μg，但要注意呼吸抑制的可能。

2. 神经阻滞

（1）上肢神经阻滞：臂丛神经阻滞是上肢创伤常用的麻醉方法，又可以分为肌间沟、锁骨上、锁骨下、腋窝等穿刺路径，更末端的肢体创伤还可以使用尺神经阻滞、腕部正中神经阻滞、指根神经阻滞等，具体采用的穿刺部位应结合受伤的部位、范围、操作者可以实施的体位等方面综合考虑。

（2）下肢神经阻滞：下肢神经阻滞可选用腰丛神经阻滞、股神经阻滞、坐骨神经阻滞；股外侧皮神经阻滞、闭孔神经阻滞以及低位的腘窝神经阻滞、踝部神经阻滞等，选用的原则是尽量做到简单、有效，尽量选用并发症少的方式。

（3）椎管内麻醉：由于椎管内麻醉时对操作的环境要求较高且需调整患者处于一定的体位，所以现场救援时尽量不使用椎管内麻醉的方式，如果有条件实施，也一定要注意严格的无菌操作，避免发生硬膜外腔或蛛网膜下隙感染等严重并发症的发生。

3. 气管内插管全身麻醉　气管内插管全身麻醉往往是为结合抢救的需要来实施，一般在抢救呼吸骤停或严重呼吸抑制的同时给予适当剂量的全身麻醉药物来开展手术，由于条件的限制，很难有完善的设备来进行呼吸支持。

4. 静脉局部麻醉　静脉局部麻醉是一项古老的技术，但是由于给药方便、起效快、肌肉松弛好、恢复快以及麻醉范围可控制等优势，非常适合现场急救时需快速实施的肢体手术，方法是在拟行手术的肢体尽量远端位置开放静脉，并在手术部位的近心端使用止血带阻断血流，静脉内缓慢注入利多卡因 3 mg/kg，一般在 5 分钟内起效，手术一般要求在 90 分钟内完成，然后缓慢放松止血带，使用时一定要注意局麻药物中毒的危险。

第六章　挤压伤和挤压综合征与麻醉

第一节　挤压伤和挤压综合征

一、概述

通常临床上提到的挤压伤(crush injury)往往具有特定的含义,它是指:人体肌肉丰富的部位,如四肢、躯干,受重物长时间(1 小时以上)压榨或挤压后所造成的损伤。临床表现为受压部位肿胀,感觉迟钝或缺失,运动障碍,以及肌红蛋白血症和一过性肌红蛋白尿。如果进一步出现以高钾血症与肌红蛋白尿为特征的急性肾衰竭,则称为挤压综合征(crush syndrome)。也称为创伤性横纹肌溶解症(traumatic rhabdomyolysis)。

二、发病机制

挤压综合征的重要机制是重物压迫解除后,经历缺血损害的组织得到再灌注。发生再灌注的关键不只是循环的继续破坏,最重要的是因再灌注导致的氧自由基的大量产生。氧自由基可以与细胞内多种物质起反应、生成毒性更强的脂质过氧化物,对远隔部位的组织、细胞产生破坏作用,造成细胞坏死、崩解。

氧自由基毒性作用的发生在于其产生速度超过机体内源性清除速度。压力解除后,再灌注越大;氧自由基产生越多,机体自身清除机制越难达到清除目的,挤压综合征产生得也越快、越重。

三、病理生理改变

挤压综合征的临床表现出现在外部压力解除以后,这说明受压肢体产生的一些有害代谢物质在恢复了血液循环后进入体内。其病理变化归纳为:

(一)肌肉缺血坏死

挤压伤的关键是肌肉组织大量坏死。较长时间的压迫造成肌肉组织缺血、缺氧,肌肉因缺血而产生类组胺物质,从而使毛细血管床扩大,通透性增加。在外界压力解除后,由于伤部毛细血管的破裂、阻塞和通透性的增加,就有不同程度的出血和血浆渗出,大量的水分、蛋白聚积在组织间隙,使肌肉发生缺血性水肿,体积增大,必然造成肌内压上升,升高的压力反过来又会加重局部血液循环障碍，使已被破坏的组织更加缺血、缺氧，从而加速肌肉组织坏死。

（二）肾功能障碍

随着肌肉的坏死，肌红蛋白、钾、磷、镁离子及酸性产物等有害物质大量释放，在伤肢解除外部压力后，通过已恢复的血液循环进入体内，加重了创伤后机体的全身反应，造成肾脏损害。

肾缺血和组织破坏所产生的对肾脏有害的物质，是导致肾功能障碍的两大原因，其中肾缺血是主要原因；尽管发生肌红蛋白血症，如果没有肾缺血。不一定会导致急性肾衰竭；肾缺血可能由于血容量减少，但主要因素是创伤后全身应激状态下的反射性血管痉挛，肾小球滤过率下降，肾间质水肿，肾小管功能恶化。由于体液丢失与尿液酸度增加，肌红蛋白以酸性正铁血红蛋白的形式更易在肾小管沉积，形成肌红蛋白管型，造成阻塞和毒性作用，导致少尿甚至无尿，促使急性肾衰竭的发生。

（三）电解质紊乱

肌肉缺血缺氧、酸中毒等可促使钾离子从细胞内向外逸出，肌细胞的破坏使细胞内钾离子进入细胞外液，急性肾衰竭使排尿少，排钾困难，升高的钾离子不能被排出体外，从而使血钾浓度迅速升高。

当发生以肌红蛋白尿和高钾血症为特征的急性肾衰竭时，挤压伤也就演变为挤压综合征。

综上所述，挤压综合征的发生主要是通过创伤后肌肉缺血性坏死和肾缺血两个中心环节。只要伤势足以使这两个病理过程继续发展，最终将导致以肌红蛋白尿为特征的急性肾衰竭。

四、临床表现

（一）病史

详细了解致伤原因和方式，肢体受压和肿胀时间，以及相应的全身及局部症状等，注意伤后有无“红棕色”、“深褐色”或“茶色”尿及尿量情况，若每日尿量少于 400 ml 为少尿，少于 50 ml 为无尿。

（二）临床表现

1. 局部症状　局部主要体征是受伤肢体严重肿胀。伤者刚从重物下被解救出来时，往往无明显症状，仅因长时间挤压而出现麻木，皮肤正常或苍白，肢体活动不灵活或有瘫痪。压力解除 3～5 小时后，局部出现疼痛，伤部边缘出现红斑，局部很快出现肿胀，肿胀皮肤有压痕、变硬、皮下瘀血，皮肤张力增加。受压皮肤周围的健康皮肤有水泡形成。而肿胀的肢体迅速变硬变冷，以致阻断了肢体的血液循环，使肢体远端的脉搏显著减弱乃至消失。值得注意的是，即使肢体远端脉搏不减弱，肌肉组织仍有发生缺血坏死的危险。

2. 全身症状 挤压综合征的全身变化主要是急性肾衰竭的代谢变化，临床表现和生化紊乱主要由水、电解质和酸碱平衡失调引起。

(1) 休克：除创伤因素外，大量血浆渗入组织间隙中，使有效血容量明显减少而发生轻度或中度休克。部分伤员早期可不出现休克，或休克期短而未发现。有些伤员因挤压伤强烈的神经刺激，广泛的组织破坏，大量的血容量丢失，可迅速产生休克而且不断加重。

(2) 肌红蛋白尿：是诊断挤压综合征的一个重要条件。一般于休克状态解除后即可呈现茶褐色或红棕色肌红蛋白尿。伤员在伤肢解除压力后 24 小时内出现褐色尿或自述血尿，应该考虑肌红蛋白尿。肌红蛋白在血中和尿中的浓度在伤肢减压后 3～12 小时达高峰，以后逐渐下降 1～2 天后尿色可自行转清。肌红蛋白尿是区别本症与其他原因的急性肾衰竭的根据。

(3) 高钾血症：在少尿期血钾可以每日上升 2 mmol/L，甚至在 24 小时内上升到致命水平，在少尿期高钾血症是导致死亡的主要原因。高血钾同时伴有高血磷、高血镁及低血钙，可以加重血钾对心肌抑制和毒性作用。临床表现为精神恍惚，烦躁不安，对事物反应迟钝、全身软弱，肢体麻木，腱反射减弱或消失，心跳缓慢，可出现心律失常，直至死亡。诊断上除血钾测定外；心电图在早期即可出现典型表现。

(4) 酸中毒及氮质血症：肌肉缺血坏死以后大量磷酸根、硫酸根等酸性物质释出，使体液 pH 值降低，致代谢性酸中毒。严重创伤后组织分解代谢旺盛，大量中间代谢产物积聚体内，非蛋白氮迅速升高，临床上可出现神志不清，呼吸深大，烦躁烦渴；恶心等酸中毒、尿毒症的一系列临床表现。应每日记出入量，经常测尿比重，若尿比重低于 1.018 以下者，是诊断肾衰竭的主要指标。由于其肌肉坏死等是进行性加重，所以较难纠正。

五、实验室检查

1. 尿液检查　早期尿量少，比重在 1.020 以上，尿钠少于 60 mmol/L，尿素多于 0.333 mmol/L。在少尿或无尿期，尿量少或无尿，尿比重低，固定于 1.010 左右，尿肌红蛋白阳性，尿中含有蛋白；红细胞或管型。尿钠多于 60 mmol/L，尿素少于 0.166 5 mmol/L，尿中尿素氮与血中尿素氮之比小于 10∶1，尿肌酐与血肌酐之比小于 20∶1。至多尿期及恢复期一般尿比重仍低，尿常规可渐渐恢复正常。

2. 血红蛋白、红细胞计数、血细胞比容　以估计失血、血浆成分丢失、贫血或少尿期水潴留的程度。

3. 血小板、出凝血时间　可提示机体凝血、溶纤机制的异常。

4. 天门冬氨酸氨基转移酶(AST)、肌酸磷酸酶(CPK)测定肌肉缺血坏死所释放出的酶，可了解肌肉坏死程度及其消长规律。

5. 血钾、血镁、血肌红蛋白测定　了解病情的严重程度。

6. 心电图、X 线摄片　判断有无高、低血钾；判断有无骨折及软组织损伤状况。

六、临床分级

可按伤情的轻重、肌群受累的容量和相应的化验检查结果的不同，将挤压综合征分为三级。

1. 一级　肌红蛋白尿实验阳性，CPK 大于 10 000 单位(正常值 130 单位)，而无急性肾衰竭等全身反应者。若伤后早期不做筋膜切开减张则可能发生全身反应。

2. 二级　肌红蛋白尿实验阳性，CPK 大于 20 000 单位，血肌酥和尿素氮增高而无少尿，但有明显血浆渗入组织间隙，有效血容量丢失，出现低血压者。

3. 三级　肌红蛋白尿实验阳性，CPK 明显增高，少尿或无尿，休克。代谢性酸中毒以及高血钾者。

七、诊断及鉴别诊断

肢体肌肉丰富部遭受压砸损伤时，即应警惕本症发生的可能。在伤后 24 小时内发生的无尿或尿量少于每小时 17 ml,尿液褐红色,出现肌红蛋白尿;则可诊断本症。

对合并休克者,其少尿或无尿可为血容量不足所致,与本症的急性肾衰竭所致的少尿或无尿;可用输液实验来鉴别。"在半小时内快速输入 5%葡萄糖 500 ml 下如尿量增加,且比重减低,则表示肾功能"良好,尿少是因血容量不足所致。如输入后仍无尿,可于 15 分钟内快速输入 20%甘露醇 250 ml,若每小时尿量超过 40 ml,表示肾功能良好;如仍无尿或尿量少于每个时 20 ml,则表示急性肾衰竭。

在挤压伤后短时间的死亡者,往往是因创伤性失血性休克或高血压致心搏骤停;而数天后的死亡者,往往是因挤压伤致使肾衰竭,或多器官功能衰竭。

八、治疗

挤压综合征是骨科急重症,应及时抢救,做到早期诊断、早期伤肢切开减张与防治肾衰。

(一) 现场急救处理

1. 抢救人员应迅速进入现场,力争及早解除重物压力,减少本病发生几率。

2. 伤肢制动,以减少组织分解毒素的吸收及减轻疼痛,尤其对尚能行动的伤员要告知活动的危险性。

3. 伤肢用凉水降温或暴露在凉爽的空气中。禁止按摩与热敷,以免加重组织缺氧。

4. 伤肢不应抬高,以免降低局部血压,影响血液循环。

5. 伤肢有开放伤口和活动出血者应止血,但避免应用加压包扎和止血压带。

6. 凡受压伤员一律饮用碱性饮料(每 8 g 碳酸氢钠溶于 1 000～2 000 水中,再加适量糖及食盐),既可利尿;又可碱化尿液,避免肌红蛋白在肾小管中沉积。对不能进食者;可用 5%碳酸氢钠 150 m 静脉滴注。

(二) 伤肢处理

1. 早期切开减张　可防止或减轻挤压综合征的发生。切口应在肌肉肿胀最严重的部位,长达肿胀区之外,不必探查深部。即便肌肉已坏死;通过减张引流也可以防止有害物质侵入血流,减轻机体中毒症状。同时清除失去活力的组织,减少发生感染的机会。

早期切开减张的适应证为:①有明显挤压伤史。②有 1 个以上筋膜间隔区受累,局部张力高,明显肿胀,有水泡及相应的运动感觉障碍者。③尿液肌红蛋白实验阳性(包括无血尿时隐血阳性)。

2. 截肢　对于肌肉已坏死的肢体,一旦出现肌红蛋白尿或其他早期肾衰竭征象,就必须果断截肢。

截肢的适应证为:①患肢无血运或严重血运障碍,估计保留后无功能者。②全身中毒症状严重,经切开减张等处理,不见症状缓解,并危及患者生命者。③并发特异性感染,如气性坏疽等。

(三) 其他疗法

1. 抗休克　大量充分补液。应在有效监护的条件下予以充分的容量复苏;早期成人每日输液量可达 6 L。

2. 碱化尿液　一般予以碳酸氢钠静滴。可使尿中的酸性正铁血红蛋白溶解度增加,有利于排出,预防肌红蛋白在肾小管沉积,保护肾功能,预防酸中毒。

3. 利尿、脱水　在充分容量复苏的基础上;利尿脱水有助于增加肾血流量,防止肾衰竭，同时可减轻筋膜间区内的压力，使部分患者避免行筋膜间区切开术。

4. 抗感染　使用广谱抗生素，包括抗厌氧菌。注射破伤风抗毒素。

5. 透析疗法　对挤压综合征患者，一旦有肾衰竭的证据，应及早进行透析疗法。本疗法可以明显降低由于急性肾衰竭导致的高钾血症等造成的死亡，是一个很重要的治疗方法，有条件的医院可以作血液透析。腹膜透析操作简单，对大多数患者亦能收到良好效果。

九、预后

挤压综合征患者病情轻者历时 3～5 日恢复，病重者 1～2 周疗效以上仍不恢复者，后果严重，死亡率高达 40%。

第二节　挤压伤和挤压综合征患者的麻醉处理

挤压伤和挤压综合征患者的术前准备、麻醉方法的选择及术中的处理均应以不影响肾功能为前提。

一、术前准备

（一）首先应维持呼吸、循环等生命体征的平稳

外伤患者要注意是否合并头、颈、胸、腹、脊柱、骨盆等其他部位的损伤，尤其是要注意是否合并其他可能立即危及生命的外伤。挤压伤患者要注意是否合并中枢神经系统的病变或服用特殊药物。

（二）加强全身管理，维持内环境的稳定

术前应积极纠正高血钾、代谢性酸中毒、休克及脱水，保护肾功能。

1. 纠正休克及脱水　伤后应尽快补充乳酸林格液和胶体液，胶体液可用血浆或右旋糖酐。可按每 1%受压面积输入胶体液 80～100 ml，每受压 1 小时，每公斤体重补液3～4 ml，加 24 小时基本需要量 1 500 ml 计算，为伤后第一天补液量，以后根据情况调整；必要时可适当应用小剂量多巴胺等，维持肾血流灌注。但需要注意的是，若患者已发生挤压综合征，则不能按上述补液，并要控制输液量，量出为入，保持体液平衡。

2. 利尿　当血压稳定之后，即可早期进行利尿，使在肾实质受损害前，有较多的碱性尿液通过肾小管，增加肌红蛋白等有害物质的排泄。可用 20%甘露醇快速静脉输入，其高渗透压作用可使肾脏血流增加，使肾小球滤过率增加，肾小管保持充盈状态，减轻肾间质水肿，防止肾小管中凝集物沉淀，从而保护肾功能。

3. 碱化尿液　因挤压综合征常伴有酸中毒，所以在利尿的同时即应早期应用碱性药物以碱化尿液，预防酸中毒，防止肌红蛋白在酸性环境中在肾小管中沉积。可口服碳酸氢钠液或静脉输入 5%碳酸氢钠，每日给予 25～30 ml。碳酸氢钠可反复多次应用，维持动脉血 pH 值在 7.40 左右。

4. 解除肾血管痉挛　挤压伤后，血液中肾素、组胺等收缩血管物质浓度增加，使肾血管收缩痉挛。早期应用甘露醇的同时可加血管扩张药以解除肾血管痉挛，增加肾血流。

5. 纠正高钾血症　高血钾者出现心电图改变、心律失常时，可先静注 10%葡萄糖酸钙 10～20 ml，对抗高钾对心脏的作用。同时积极降低血钾，静注 5%碳酸氢钠 100～200 ml；既可纠酸、碱化尿液，避免肌红蛋白对肾脏的损害，又可促进血钾向细胞内转移。

亦可用葡萄糖胰岛素液(按3～4 g葡萄糖加1单位胰岛素计算)促进钾向细胞内转移,但显效较慢。对严重高钾血症经上述处理仍不下降者,麻醉手术危险性大,术前应紧急床边血液透析。

(三) 转移患者

搬动患者时应固定好患肢,避免患肢过度抬高而加重肌肉缺血及坏死组织分解产物急骤进入血液循环。

(四) 麻醉前用药

对挤压综合征患者,手术前满意消除疼痛以及紧张和恐惧心理非常重要,手术前应给予适当剂量的镇痛、镇静药物;但应注意所用药物对循环和呼吸功能的抑制作用。对于生命垂危和昏迷患者,可不用镇静药物和镇痛药物,但不宜省略抗胆碱药物;对于已处于休克状态的患者,应小量,分次静脉给药,并注意药物对循环和呼吸功能的抑制作用。

二、麻醉方法的选择

(一) 局部麻醉

在挤压综合征患者的手术中,应用局部麻醉的机会极少,仅适用于小范围、表浅软组织的清创和简单的骨折闭合复位;危重患者选用局部麻醉时,应确保呼吸道通畅、保证供氧、谵妄或不合作的患者应避免选用局部麻醉。

(二) 神经阻滞

挤压综合征患者的肢体手术可在神经阻滞下完成,上肢采用臂丛神经阻滞;下肢采用腰丛神经阻滞和坐骨神经阻滞,可取得较为满意的麻醉效果;适用于设备简陋的基层医院和野战条件下。但在休克情况下,患者对局部麻醉药物的耐受量相应降低,应严格控制用量,以防止发生中毒。

(三) 椎管内阻滞

椎管内阻滞对机体生理功能的影响与麻醉范围直接有关。挤压综合征休克处于代偿期时,虽然患者的血压可能“正常”,但血容量已明显减少,即使小范围的硬膜外间隙阻滞,亦有导致心脏停搏的危险。从原则上讲,在患者的休克病情好转前应禁用椎管内阻滞。但对病情较轻、手术前经有效治疗低血容量已得到一定程度纠正的患者,低、中平面的硬膜外间隙阻滞仍可考虑选用;但应谨慎从事。置入硬膜外导管后,不宜立即给药,待患者平卧且建立满意的粗口径静脉通道后,再分次小量试探性给药,以严格控制阻滞平面。如果麻醉中循环功能变化明显,血压难以维持,应果断放弃硬膜外间隙阻滞,而改用全身麻醉完成手术。

(四) 全身麻醉

对于严重挤压综合征伴有低血容量性休克的患者或头颈、胸腹部创伤和多发性骨折等,患者,均应在全身麻醉下完成手术,但应避免麻醉过深。一般情况下创伤性休克患者的疼痛反应较迟钝,仅需维持浅麻醉辅以适量的肌肉松弛药即可完成手术。

1. 麻醉诱导　挤压综合征急诊手术的患者多为非空腹,疼痛、恐惧、休克和药物等因素可使胃排空减慢,因此全身麻醉诱导前必须了解患者进食时间与受伤时间之间的间隔;慎重处理。另外;部分患者受伤后由于昏迷和呕吐,在麻醉前可能已发生误吸,故麻醉医师对挤压综合征急诊手术的患者应按饱胃处理。麻醉诱导的关键是迅速控制呼吸道,防止胃内容物反流、呕吐和误吸,常采取以下措施:

(1) 放置粗口径鼻胃管进行胃内容物吸引，虽不能完全吸净胃内容物，但可诱发呕吐，有助于将部分胃内容物排出。

(2) 应用 H_2 受体阻滞剂（如西咪替丁）可降低胃液酸度和减少胃液分泌，以减轻误吸酸性胃内容物所造成的危害。

(3) 表面麻醉下清醒气管插管是保证呼吸道通畅和有效防止误吸的最安全方法，但患者痛苦较大，完善的表面麻醉和光导纤维喉镜引导气管插管可减轻患者的痛苦。如系困难气道，我科常用中心静脉导丝逆行导引插管技术。

(4) 在环状软骨压迫下行快速麻醉诱导气管插管，具体操作步骤如下：①插入粗口径鼻胃管，尽量吸净胃内容物；②静脉注射阿托品 0.5 mg，吸纯氧去氮；③静脉注射硫喷妥钠（3～4 mg/kg）或氯胺酮（1～2 mg/kg）或依托咪酯（0.3 mg/kg），继之静脉注射非去极化肌肉松弛药（如潘库溴铵 1～2 mg）；④麻醉医师施行控制呼吸时，助手在颈部前方将环状软骨压向脊柱，以压瘪食管上端，防止气体进入胃内；⑤麻醉医师采用直接喉镜迅速显露声门和插入气管导管，并将气管导管的套囊充气。

全身麻醉诱导药物硫喷妥钠和丙泊酚能够抑制交感神经和心肌收缩力，对循环系统的抑制作用较为明显；尤其是休克患者；因此两药禁用于休克患者；对于休克较轻或已初步纠正者，可慎用，但必须采取分次、小剂量给药法；由于氯胺酮和依托咪酯对血压的影响轻微，较适用于休克患者的全身麻醉诱导。

如果患者进手术室前已插有气管导管，进入手术室后应检查气管导管的位置；粗细、通畅度和有无漏气，如果不够理想，应及时更换。

2. 麻醉维持　避免使用可损害肾脏或主要经肾脏排泄的麻醉药。低血容量性休克患者对全身麻醉药、肌肉松弛药的耐受量均明显减小，少量的吸入、静脉或静吸复合用药辅以一定剂量的肌肉松弛药就足以维持满意的麻醉效果。

吸入低浓度恩氟烷和异氟烷对循环功能的影响较小，可选用于挤压综合征患者；异氟烷有增快心率，增加心排出量和降低外周血管阻力的作用，较适用于创伤性休克患者；氧化亚氮（N_2O）对循环功能几乎无抑制作用；复合吸入可减少吸入麻醉药和静脉麻醉药的用量，且不影响手术后患者的苏醒，为挤压综合征患者麻醉所常用，但禁用于合并有气胸、皮下及纵隔气肿或气栓的患者。术中可用芬太尼等镇痛药；以利于术后镇痛。

挤压综合征患者的全身麻醉宜采用多种麻醉药物复合的平衡麻醉原则，以尽量减轻机体对麻醉的负担，长时间应用单一的吸入麻醉药可引起麻醉药物在组织内过饱和，不仅可影响患者的苏醒，而且容易导致手术后肺部并发症。神经安定镇痛麻醉适用于某些危重患者，但必须在补足血容量的基础上施行，并需注意其对循环和呼吸功能的抑制作用。

手术中避免大量输液，维持出入量平衡，尽量不予输血，必需时应输新鲜全血。术中应加强监测与全身管理，维持血流动力学的平稳。此类患者除常规监测外，还应行直接动脉压与中心静脉压监测，必要时应插入肺动脉导管测压。要注意本病患者在肌膜切开后，由于大量分解产物吸收进入体循环及创口处大量渗液，可引起严重的循环抑制，可通过适当的补液及灵活应用血管活性药物维持循环的平稳。有文献报道，术后伤口每天渗透出液可高达 3～10 L，应及时补液，维持中心静脉压 8～10 mmHg 以上。

3. 麻醉后苏醒　呕吐和误吸不仅可发生于麻醉诱导期，而且也易发生在麻醉苏醒期，应引起麻醉医师的足够重视。因此在急诊手术后，必须等待患者咳嗽、吞咽反射恢复、呼之能应后再谨慎地进行拔管处理，必要时可保留气管导管至上述条件具备。对于昏迷患者，手术后可考虑立即行气管切开术，术后送入重症监护病房进一步治疗。

三、肌肉松弛药在挤压综合征患者的应用

在挤压综合征患者的麻醉处理中，应用肌肉松弛药可使麻醉维持在较浅的水平，不仅可减轻全身麻醉药对循环功能的抑制，而且有助于手术野的显露，方便手术的进行。

挤压综合征属创伤性横纹肌溶解症的一种，去极化肌松药琥珀酰胆碱可致受损肌肉释放大量钾离子，引起或加重高血钾，故禁用去极化肌松剂。

休克患者的循环功能低下，肝、肾血流重新分配，药物代谢减慢，危重患者肌肉松弛药的用量应酌情减少，应注意长效肌肉松弛药的蓄积作用；大部分肌肉松弛药对循环功能的影响轻微，可用于挤压综合征休克患者的麻醉处理，但筒箭毒碱具有神经节阻滞和组胺释放作用，可引起血压明显下降，不适用于挤压综合征休克患者。

第七章　头面颈部创伤患者的麻醉

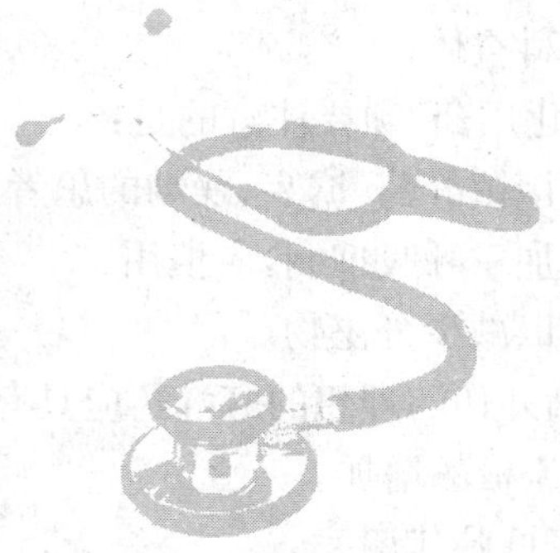

头面颈部由于直接暴露在外，在创伤发生时极易受到损伤，据报道，其发生率占总创伤的60%以上，仅次于四肢伤和多发伤，其中，颅脑外伤约占所有创伤患者的30%左右。由于头、颈、面部的解剖及生理特点，其损伤极易发生神经功能损害、呼吸循环系统功能障碍等严重危及生命的问题，或者因为呼吸道阻塞或窒息而危及生命，给手术和麻醉带来一定的困难，是临床麻醉中的常见危重急症之一。

第一节　颅脑外伤的麻醉

创伤发生时，颅脑外伤的发生率高，病死率高，重型颅脑外伤的死亡率可达30%～50%。颅脑外伤既有脑组织及血管本身的挫伤；裂伤、出血、血肿形成等原发损伤，又有脑水肿，脑组织缺血、颅内高压等继发性损害，其预后与其原发性损害和继发性损害均密切相关。围术期与麻醉密切相关的氧供需平衡紊乱，循环波动、代谢障碍、酸碱平衡紊乱等均可显著影响颅脑外伤的继发性损害的发生发展，并且相互影响，因而适当的围术期及麻醉处理显得尤其重要。

一、颅脑外伤的病理生理变化及特点

1. 颅内高压其发生原因有：颅内血肿、脑出血、脑水肿、缺氧及二氧化碳潴留等。

2. 脑损害　除颅脑外伤导致的原发性脑损害外，脑水肿、颅内高压、失血性休克、脑缺血缺氧、血脑屏障破坏等可引起严重的继发性脑损害。

3. 意识障碍　严重颅脑外伤的患者常伴有不同程度的意识障碍，不能很好配合，麻醉方法的选择多为全身麻醉。

4. 呼吸系统的异常　①呼吸道梗阻；②误吸；③应激性肺水肿；④脑疝；⑤呼吸肌麻痹等。

5. 循环系统的异常　①失血性休克；②循环系统中枢的功能障碍及循环衰竭；③颅内高压代偿性引起血压升高；④手术减压后血压骤降等。

二、麻醉处理

1. 术前准备

(1) 询问病史及查体，主要注意：

①详细了解病史及查体。

②详细询问受伤的情况。

③评估其昏迷程度。

④进行一些神经系统的专科查体。

(2) 术前用药应进行个体化用药，须要注意的是：

①意识消失后的患者可不用镇静药，谵妄、躁动的患者则须加大镇静药的用量。

②阿片类药物可能引起或加重呼吸抑制，应慎用。

③同时适量应用抗胆碱药以减少分泌物。

2. 麻醉药物的选择　颅脑外伤的理想的麻醉药应具有的特点：

(1) 不引起颅内压和脑血流量的增加。

(2) 不引起血压下降；能降低脑代谢率。

(3) 不引起术后呼吸抑制或苏醒延迟等。

因此选择麻醉药时应尽可能兼顾以上方面；常用的麻醉药物中，硫喷妥钠、依托咪酯、丙泊酚、苯二氮草类药物、异氟烷、七氟烷、地氟烷、芬太尼、瑞芬太尼、维库溴铵、罗库溴铵等均可较好应用于颅脑外伤患者的麻醉中。

3. 麻醉方法　除患者意识清晰、无脑损伤、呼吸循环功能稳定、能配合手术、手术较简单者可选用局部浸润麻醉外，一般多选择全身麻醉。

(1) 全麻诱导

①采用静脉快速麻醉诱导。

②插管时仍应保持循环平稳。

③麻醉深度宜稍深。

④充分肌松及通气，以减少插管和二氧化碳的刺激，防止加重颅内压高压。

(2) 麻醉维持

①多用静脉和吸入复合麻醉。

②N_2O 有加重气体栓塞的可能性，应禁用或慎用。

③选用不增加脑血流的挥发性麻醉药。

④颈椎骨折的患者应尽可能采用纤支镜气管插管、清醒气管插管或盲探气管插管。

⑤麻醉过程中保证通气充分，使 $PaCO_2$ 低于 40 mmHg。

(3) 拔除气管导管，对术前有深昏迷、脑外伤或水肿严重、重要脑功能区手术的患者手术后拔除气管导管应慎重，如条件允许时可术后呼吸机支持治疗一段时间后再行拔管，避免升高颅内压或通气不充分，同时还可减少脑代谢。

4. 循环管理

(1) 监测方法

①宜采用有创血流动力学监测如直接动脉血压监测、中心静脉压、肺动脉漂浮导管监测等。

②必要时可行经食管超声心动图(TEE)对心脏和循环功能进行有效监测，能及时发

现和诊断气体栓塞。

(2) 循环的维持

①围术期其平均动脉压应维持于稍高的水平，一般不应低于 75 mmHg。

②手术开颅后颅内压几乎为零，其平均动脉压则可适当降低，可维持于 60 mmHg 左右。

③还应维持其血液红细胞比积应不低于 30%，使血液具有相对正常的携氧能力。

5. 控制颅内高压

常用的降低颅内压的方法有：

(1) 体位变化，术中可抬高头部 15°～20°，尽量不旋转和屈曲颈部，使头部血流回流良好。

(2) 及早应用利尿药，如甘露醇、呋塞米等，使脑组织脱水，降低颅内压，并一定程度上减轻脑水肿。

(3) 控制液体入量：①颅脑外伤患者术中及术后早期补液量可减少为正常时的1/3～1/2；②输液应以生理盐水、林格液、乳酸林格液及醋酸林格液为宜；③使用高渗液可减轻颅内压，同时维持血容量相对正常。

(4) 适当过度通气，$PaCO_2$ 应维持在 25～30 mmHg。

(5) 早期大剂量激素冲击治疗，减轻炎症反应，减轻脑水肿，降低颅内压，但应注意防止消化道溃疡、高血糖及电解质紊乱等。

(6) 手术减压，可进行脑脊液引流、清除颅内占位、去颅骨瓣等。

6. 监测

(1) 严重颅脑外伤后，常规监测心电图、血压、脉搏血氧饱和度、呼气末二氧化碳、尿量等。

(2) 有条件时还应进行颅内压、脑电图、脑氧饱和度等的监测，以便及时发现和处理各种围术期的继发性脑损害或并发症，改善预后。

第二节 口腔颌面创伤的麻醉

口腔颌面部位暴露在外，交通事故、运动、工伤意外及故意伤害事件中均易受到损伤，在急诊创伤患者中占有相当大的比例，由于口腔颌面部位的解剖结构和生理功能方面的特点，是重要的常见的麻醉急症之一。

一、口腔颌面创伤患者的特点

口腔颌面部在颅脑的下面，同时又是呼吸道、消化道的开端，血管和神经丰富，口内还有牙齿和舌，结构非常特殊，其损伤后或麻醉过程中具有以下特点：

1. 严重损伤时可能伴有面颊软组织的缺损，不能使用面罩有效通气。

2. 常伴有颜面部肿胀、鼻阻塞、口咽出血、牙齿脱落、组织移位等，影响气道，导致插管困难，经鼻插管有引起出血、颅内感染和气道异物的可能。

3. 口腔颌面部位血管丰富，术中易大量失血，必要时可进行控制性降压。

4. 术后包扎固定时可能致患者不适和紧张感，术前应予适当沟通，麻醉应力求术后苏醒平稳迅速，无疼痛、恶心、呕吐等不适。

二、术前评估

由于口腔颌面部的解剖学特点和创伤后的特点，麻醉前必须进行全面检查，除一般的常规生命体征的检查和麻醉相关的检查外，尤其应该注意的是：

1. 有无面部骨折，骨折后有无移位。

2. 有无下颌关节的活动障碍。

3. 有无面部及口、鼻的肿胀、血肿、出血、异物等，以便对气道情况进行充分的评估。

4. 有无神经外科的并发症。

三、麻醉处理

除一些损伤较轻、手术相对简单、无严重口腔颌面部肿胀、意识清楚、配合良好的患者可进行局部浸润麻醉或神经阻滞麻醉外，多数病多均采用全身麻醉。

1. 术前用药

(1) 无气道梗阻等呼吸道异常的患者的术前用药与一般创伤的患者无异，可给予适当的镇静和镇痛药。

(2) 有气道梗阻、口腔内血肿或口鼻内活动性出血患者术前用药应慎重。

2. 全麻诱导及气管内插管

(1) 无呼吸道异常、可能气道困难的患者可按一般的全身麻醉进行快诱导及气管内插管。

(2) 有气道梗阻、术前评估有发生气道困难的可能、口鼻腔内有血液、活动性出血渗血，严重肿胀的患者，一般均应进行表面麻醉或同时小量应用镇静、镇痛药物下清醒气管内插管，同时须备气管切开包，操作应力求轻柔，避免引起出血，可联合使用多种处理困难气道的方法，有条件时可考虑使用纤维支气管镜插管，必要时果断进行气管切开。

(3) 诱导用药的选择，颜面部血管丰富，创伤后一般失血较多，药物选择时应选用对血管或循环影响较小的药物，同时应注意液体治疗。

3. 监测

(1) 所有创伤患者均应进行心电图、血压、脉搏血氧饱和度、呼气末二氧化碳、体温等常规监测。

(2) 动脉穿刺测直接动脉血压及中心静脉穿刺置管测中心静脉压，口腔颌面部创伤本身失血较多，手术时由于其血管丰富，也易大量失血，条件允许时可进行有创监测。

(3) 监测血气及电解质的情况。

(4) 大量失血后凝血功能的监测。

4. 术后拔除气管导管

(1) 慎重拔管，很多患者均有气道不通畅的可能，故拔除气管导管时应慎重，必须待患者完全清醒，各种保护性反射恢复良好后再拔除气管导管。

(2) 拔管同时应常规备气管切开包。

(3) 麻醉前可予口、鼻、咽及气管黏膜局部表面麻醉，手术伤口局麻，以使患者能良好耐受气管导管，减轻拔管的刺激。

(4) 现在由于一些超短效麻醉药物如瑞芬太尼、丙泊酚等的使用，也有人主张早期拔管。

第三节　耳鼻咽喉创伤的麻醉

一、耳鼻咽喉创伤的特点

耳鼻咽喉本身是构成颅底、上呼吸道的重要组成部分之一，发生创伤时易发生相互影响，其特点有：

1. 出血及血肿

(1) 内耳及颞骨岩部的骨折由于其邻近颅底大血管，易发生大出血及颅内血肿。

(2) 鼻部骨折可能与颅内相通，破坏颅腔的完整性，也可发生脑脊液鼻漏等。

(3) 咽部血肿还可造成气道梗阻及插管困难。

2. 呼吸道梗阻和呼吸困难

(1) 创伤后的出血、血肿、血凝块、异物、组织碎片等均可影响气道，产生气道阻塞。

(2) 下颌骨折、脑外伤昏迷等可因发生舌后坠而产生气道梗阻，发生呼吸困难。

3. 呕吐、误吸　鼻咽喉的创伤后，血液咽下后可使胃内积血，胃内压升高，麻醉时可能发生呕吐、反流、误吸，因而这类患者均应视作饱胃患者。

4. 气管插管困难

(1) 可因喉头移位、口底肿胀、下颌骨折及颞下颌关节脱位等局部解剖学结构及位置变化引起气管插管困难。

(2) 咽后壁血肿，影响视线，操作时触碰后血肿破裂出血。

5. 常合并有颅脑外伤、口腔颜面部的损伤，增加麻醉及手术的难度。

二、麻醉处理

1. 麻醉方式的选择　除轻度外伤、手术时间短、呼吸道通畅、配合良好的患者可采用局部麻醉外，一般多用全身麻醉。而局部麻醉时由于头部血运丰富，应注意避免发生局麻药中毒。

2. 术前用药　伴有呼吸困难的患者术前用药应慎重，避免使用些可影响咽喉部保护性反射的药物、阿片类药物、苯二氮䓬类药物应慎用。

3. 全麻诱导及气管插管

(1) 术前全面评估气管插管的难易程度，以便采用不同的麻醉诱导方法。

(2) 对于失血较多，有休克或低血容量的患者，麻醉诱导时应注意避免使用硫喷妥钠、丙泊酚等有心血管抑制作用的药物，宜用咪达唑仑、依托咪酯等，以减少循环波动。

(3) 估计气管插管无困难、容易控制气道的患者，快诱导后进行气管插管。

(4) 有呼吸道梗阻或怀疑可能发生气管插管困难的患者，可在表面麻醉或小剂量应用镇静药、镇痛药的情况下，进行清醒气管插管，紧急情况下可进行环甲膜穿刺或气管切开。

(5) 鼻咽喉出血患者按饱胃处理，可进行清醒气管插管。

(6) 气管插管完成后应妥善固定气管导管，必要时用缝线固定，以免手术过程中气管导管位置变化甚至脱出。

(7) 麻醉前应就气道问题进行详细查体，仔细评估，制定相应的应对措施，尤其应重视创伤后伴有呼吸困难的患者,气管插管时准备紧急气道处理工具,如气管切开包。

4. 麻醉维持

(1) 咽喉部的手术可能因刺激迷走神经或颈动脉窦感受器而出现循环的急剧改变。

(2) 同时,头面部血运丰富,手术出血量可能较多。

(3) 对于咽喉部位的手术应尽可能进行有创动脉穿刺测压。

(4) 麻醉药的使用应尽可能先用蓄积小的药物,挥发性麻醉药可适当提早停药,以使手术后患者拔除气管导管时患者清醒程度高,呼吸及咽喉部保护性反射恢复良好。

5. 气管导管的拔除

(1) 术前无呼吸困难及气管插管困难的耳部手术的患者气管导管的拔除无特殊。

(2) 有呼吸困难、气管插管困难、鼻咽喉部手术的患者术后气管拔管后易发生呼吸困难,拔管应慎重。

(3) 手术后应评估其发生拔管后呼吸困难的可能性,如拔管后发生呼吸困难的可能性较大,应视情况延期拔管或进行气管切开。

(4) 评估后认为拔管后发生呼吸困难的可能性较小的患者也应待患者完全清醒、咽喉部保护性反射恢复良好后再进行拔管。

(5) 拔管时同时应准备好急救物品。

6. 饱胃患者快诱导气管插管的方法及注意事项

(1) 充分给氧去氮,给予高流量(5 L/min)吸氧 5 分钟以上。

(2) 持续按压环状软骨使食管闭合,静注麻醉诱导药物,至气管插管完成、套囊充气完毕后才能放开按压的环状软骨。

(3) 气管插管全过程中不给予人工辅助呼吸。

(4) 有气管插管困难可能的患者均不宜采用快诱导气管插管。

第四节 眼科外伤的麻醉

眼睛是人体最重要的感觉器官,又位于人体暴露部位,非常脆弱,容易受到损伤。但单纯的眼睛外伤一般不致危及生命,如无严重的心脏、肺等的并发症,配合良好的患者均可通过表面麻醉、局部浸润麻醉、神经阻滞麻醉等完成手术,但小儿及脏器功能不全、配合困难的患者仍需进行全身麻醉。

眼科创伤全身麻醉过程中应注意的问题有:

1. 小儿进行全身麻醉

(1) 注意气管插管的深度,并注意妥善固定,防止手术过程中气管导管打折或脱出。

(2) 必须进行呼气末二氧化碳的监测,以防控制呼吸时通气不足。

(3) 手术时间较长者还应监测体温。

2. 术前应仔细询问进食情况,如为饱胃患者应严格按饱胃处理。

3. 麻醉前用药及麻醉药的选择应考虑是否会影响眼压,对前房出血等眼压可能升高的患者应避免使用或慎用可增加眼压的药物如:肾上腺素、胆碱能阻滞药、安定类镇静药等,其他眼科手术的患者也应想到对眼压的影响。

4. 眼心反射的防治

(1) 眼心反射是在压迫眼球、眼眶，牵拉眼外肌时，刺激迷走神经而引起心动过缓的反应。

(2) 个体差异大，有的患者可完全无反应，有的患者甚至可能发生心搏骤停。

(3) 术前或术中使用阿托品、盐酸戊乙奎醚等胆碱能阻滞药可明显减轻眼心反射的发生，维持足够的麻醉深度也可减轻其发生。

(4) 发生眼心反射后应暂停手术刺激、同时适量应用阿托品静注，如伴有血压下降可适量应用血管活性药物。

第五节　颈部创伤的麻醉

颈部有许多重要器官，气管、食管、颈椎、颈髓、颈动脉、颈静脉、甲状腺、甲状旁腺、迷走神经、膈神经、副神经、颈动脉窦、颈动脉体等均存在或经过颈部，其自身血流也十分丰富，受到创伤后对全身影响更大，病情往往十分危急，给麻醉处理带来极大困难。

一、颈部创伤的特点

1. 大出血

(1) 颈部组织尤其是甲状腺组织血供极丰富。

(2) 经过颈部的大血管也很多，损伤后易发生急剧大出血。

2. 呼吸道梗阻

(1) 血肿、水肿、皮下气肿等均可压迫气管引起呼吸困难。

(2) 咽喉部、颈部气管的开放性损伤时，创面血液可直接经气管的破口进入气道而产生气道梗阻，发生呼吸困难。

3. 空气栓塞

发生空气栓塞的原因有：

(1) 颈部静脉壁与颈部筋膜紧密连接。

(2) 静脉破裂后管腔不易闭合。

(3) 出血后血容量下降，中心静脉压降低。

(4) 吸气时胸内负压的抽吸作用。

4. 影响神经反射　颈部外伤还可能直接刺激颈动脉窦、颈动脉体、迷走神经等，产生相应的临床表现和危险。

5. 合并颈椎及颈髓的损伤　处理时应仔细固定，尽可能减少移动及搬动。

二、麻醉处理

1. 麻醉方式的选择

(1) 小儿或创伤较重、手术时间长的患者均宜采作全身麻醉，同时须进行气管内插管或气管切开。

(2) 颈部神经阻滞在颈部外伤时一般较少应用。

2. 麻醉中应注意的问题

(1) 颈部创伤常伴有呼吸困难、循环不稳等情况，术前应仔细进行相关查体和评估，制定相应的处理预案。

(2) 对气道梗阻的患者分析清楚其发生机制及能否成功进行气管内插管，有气道困难的患者应准备气管切开的物品。

(3) 因大失血或神经反射异常引起的循环不稳在给予对症处理的同时还应尽快处理其原发病因,避免出现危及生命的循环衰竭。

(4) 麻醉过程中除常规监测外,还应进行有创动脉血压监测,以便及时发现和处理颈部神经反射引起的循环波动。

(5) 在有大出血的患者还应进行中心静脉压的监测。

(6) 维持相对较深的麻醉深度,以抑制颈部手术操作对颈动脉窦、颈动脉体及迷走神经刺激的反应。

(7) 合并有颈椎、颈髓损伤的患者在搬动及麻醉操作过程中应事先对颈椎进行妥善固定,操作过程中要严格避免损伤颈髓,气管插管宜采用清醒气管插管或纤支镜气管插管。

(8) 手术结束后拔除气管导管前应注意颈部伤口包扎是否过紧、有无拔管后气管塌陷的可能,慎重拔管,同时备气管插管及气管切开的物品。

第八章　胸部创伤的麻醉

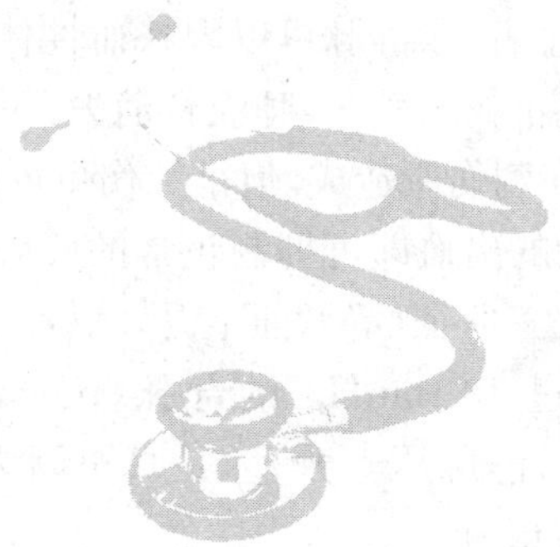

各种原因造成的胸部损伤都会因为循环血量丢失、肺部挫伤、血肿、肺泡塌陷导致肺组织的空气交换与通气血流比值失调从而导致低血氧、血碳酸过多、酸中毒等。胸部创伤增加患者的危险性包括:意识下降导致肺换气不足,呼吸道保护性反射减弱;胸内大血管损伤失血导致失血性休克、低温以及严重血流动力学紊乱;胸部完整性及其运动受破坏,胸膜腔的生理功能严重障碍从而导致肺的通气和换气功能障碍等。以上情况均需进行特殊的麻醉处理,以利于病情转归。

第一节　胸部外伤的特点及病理生理变化

一、胸部创伤患者特点

(1) 可能存在不同程度的呼吸功能障碍。

(2) 可能存在严重的循环障碍。

(3) 异物、咽喉创伤、气管损伤皆可造成呼吸道阻塞换气不良,以致低血氧。

(4) 很有可能存在其他部位创伤和脏器创伤。

二、胸部创伤的分类

1. 张力性气胸　张力性气胸主要是空气由胸壁或肺部的单向阀进入胸膜腔后,却无法排出所造成。同侧肺叶受到压迫因而完全塌陷,纵隔被推向对侧,导致心脏血液回流受阻,及对侧肺叶受压迫而换气不良。临床表现是气管偏移、呼吸困难、单侧肺呼吸音减弱、颈静脉怒张、同侧胸部在叩诊时有鼓音且听诊时无呼吸声。

2. 连枷胸　胸壁的一部分失去与其他骨骼的连续性。主要是发生在外伤后合并多处肋骨节段性骨折的患者,会造成正常胸壁呼吸运动的严重破坏。再加上肺挫伤程度严重,可能导致严重缺氧。实际上,连枷胸所造成的呼吸困难主要在于肺部受到严重的挫伤。胸壁不稳定会造成胸壁在吸气与呼气时的反方向运动,但还不致引起严重缺氧。反而是合并出现的疼痛及肺部的伤害会造成呼吸形态的改变及缺氧。临床表征是呼气量明显减少,胸壁起伏不对称、不协调、异位性呼吸,触诊发现肋骨或肋软骨间有摩擦感。

3. 开放性气胸　较大的胸壁缺损若仍保持开放,会形成一个吸入式伤口,立刻使胸膜腔内的压力与大气压力产生平衡;若胸壁缺损的大小达气管口径的 2/3,因空气会选择走压力最小的路径进出胸腔,以致每次呼吸时,空气会经由胸壁缺损进出胸腔而不再由正常呼吸道进出,有效的气体换气即被抑制造成缺氧。

4. 大量血胸　一般指胸腔内的出血量达 1 500 ml 以上。最常见于穿刺伤造成系统性或肺血管的伤害所致;另外钝伤也可造成血胸。大量血液压迫肺叶,明显地造成换气不良,缺氧。临床表征是休克患者,颈静脉可以因缺血性休克造成凹陷,也可能因大量血胸造成纵隔移位使得血液回流不畅而肿胀,呼吸音消失,叩诊实音加强。

5. 心包填塞　主要是由穿刺伤所造成,但是钝伤也可引发心脏、大血管、心包膜血管出血造成心包填塞。只要少量的出血即可抑制正常的心脏跳动,影响心脏血液回流。诊断可能有些困难,典型的 Beck 三联征(静脉压上升,动脉压下降,心音遥远)只出现在 1/3 的伤患。另外收缩压下降超过 10 mmHg 的奇脉(pulsus paradoxus)也可以不出现。Kussmaul 征(自然呼吸吸气时,静脉压上升)才是真正因为心包膜填塞所产生的反向静脉压(paradoxical venous pressure)。

6. 胸主动脉破裂　外伤性胸主动脉破裂是车祸或高处坠落造成立即死亡常见原因。主要是因胸部钝伤所致。若能及早诊断和治疗常常可以幸存;胸主动脉破裂断裂的位置通常是在动脉韧带的位置,若动脉外膜层仍然维持完整则可避免立即死亡。

7. 气管支气管断裂　绝大多数是由胸部钝伤造成主支气管在隆突周围 2.5 cm 处断裂。一般来说,患者常会出现咯血、皮下气肿、张力性气胸、纵隔移位。若胸部外伤合并气胸经胸腔闭式引流后,持续有大量气体逸出时,暗示有气管支气管损伤的可能。

8. 心脏钝伤　心脏钝伤可造成心肌挫伤、心间隔破裂、瓣膜破坏,成为胸部钝伤后另一主要死亡原因。患者会胸痛,但常常会被胸壁钝伤或胸骨、肋骨骨折所掩盖。表现为低血压、心电图有明显传导障碍、心脏超声显示有心脏壁运动异常、血中心肌酶谱异常升高。

9. 横膈破裂　左侧横膈破裂会有胃、肠管及鼻胃管出现在胸部而较易诊断。钝伤较易造成横膈放射性的裂伤,穿刺伤则是造成小的破洞,前后方向挤压易造成纵向破裂,左右方向挤压易造成横向破裂。受伤早期的 X 线片常因为左横膈上升、急性胃扩大、局部血气胸、肺下血肿而容易误诊为血胸或气胸,因而要靠造影剂摄影的帮助。

10. 肺挫伤　在胸部外伤中,肺挫伤是具有相当高死亡率的致命性、潜在性伤害。它所造成的呼吸衰竭并非立即出现,而是随时间延迟出现呼吸窘迫症状。因此确定的治疗需依照持续的观察和不断地再评估。

第二节　胸部创伤患者的麻醉处理要点

1. 术前准备

(1) 尽量全面粗略了解全身受伤情况,采取初步快速应急措施。

(2) 张力性气胸在麻醉前胸腔闭式引流,并比较双侧呼吸音差异。

(3) 心包填塞应行心包腔穿刺引流或麻醉后心包切开减压。

(4) 创伤性膈疝、饱胃者应行胃肠减压。

2. 麻醉药物选择

(1) 全麻应偏浅,宜尽量选用对心血管抑制轻微的麻醉药。

(2) 应小心地加用吸入麻醉药物,对低血压患者应警惕是否觉醒。对低血容量患者一般不用吸入药物,也应避免使用 N_2O,因为它会降低吸入氧浓度,而这类患者肺泡动脉氧分压差可能很大。

(3) 如不需要术后呼吸支持的应选用不引起术后呼吸抑制或苏醒延迟的药物。

(4) 常用静脉麻醉药均可较好的适用于胸部外伤患者。

3. 麻醉方法的选择　胸部创伤患者如仅需要做胸腔引流等操作可在局麻下完成。椎管内麻醉证明在胸部创伤后可缩短在 ICU 的时间以及减少高龄患者髋部骨折复位时失血和深部静脉血栓形成。但缺点是低血容量患者交感神经阻滞后易发生低血压,饱胃患者不能给镇静药,长时间手术患者有不适感,区域麻醉起效时间也比全麻明显减慢。所以胸部创伤一般选用全身麻醉,其优点是起效快,全麻后置入双腔管使用单肺隔离技术,有利于外科手术操作。

4. 麻醉实施要点

(1) 快速气管内插管保持呼吸道通畅和有效通气,包括先插入气管导管再根据手术要求更换为双腔导管。同时在插管时避免呛咳,以免增加创伤出血。但是否使用镇静和止咳药物要依据时间而定。未插入气管导管时,患者咳嗽反应是有利的,应避免使用止咳药;对于已插管的患者,吸引可代替咳嗽,这时使用止咳药可减少出血。

(2) 因胸部损伤而有大咯血症状的必须给予 100%氧气,并且有必要选择清醒气管插管,以免麻醉时给予肌松剂后看不清气道而窒息。并且在诱导前使用出血侧肺在下的体位,应采用双腔管肺隔离技术,用正压通气并充分吸引患侧。在气道已控制以及出血侧肺隔离好后,才将患者体位改为出血侧肺在上。

(3) 尽快建立几个粗大的静脉通道,准备好足够的血液制品,积极输液输血。做好直接动脉压和中心静脉压的监测。心包填塞未引流或肺大面积撕裂伤或爆震伤者,输血(液)速度应适当控制。

(4) 全面监测循环和呼吸等各项参数,对患者做好全方位的监护。优先考虑的顺序是:通气与氧合、血压、心电。放置直接动脉插管不间断监测患者血压变化。检查血气、红细胞比容、血生化学及凝血参数,测体温及尿量等。随时监测患者血气,动态了解病情变化。胸部创伤、烧伤或老年患者需放置中心静脉压(CVP)或 PA 导管监测充盈压和心功能。

(5) 多数胸部创伤患者常出现低容量状态,尤其是老年人,在血液未送到之前应当用足量温暖的晶体液恢复灌注,如失血量很大,在未得到同型血之前可给予无反应的 O 型血。大量输血时最好能通过血液加温器输血,以避免大量输入冷库血引起的低温。

(6) 当输血过多时要注意提防大量输血并发症。胸部创伤患者因失血多,到达医院时常见低钾血症,而大量快速输血往往发生高钾血症,如输库血大于 100 ml/min,还可能发生因枸橼酸中毒引起低钙血症。其次是大量输血输液造成稀释性血小板减少,如果合并长时间低温和进行性酸中毒,则可能已发生致命的凝血障碍。创伤后凝血障碍死亡率可高达 77%。

(7) 创伤患者由于暴露、休克和输冷的液体常出现低温。低温可导致心律失常、心肌收缩力受损、凝血功能障碍和寒战并增加氧耗，因此将液体加温，使用空气加温器和室内保温很重要。

(8) 应警惕输入大量液体或血液而不能同时控制出血，可能会进一步加重出血。因此创伤患者未完全控制出血时，不必过分强调将血压纠正到正常值，仅需保持在心肺脑等重要器官灌注水平即可。

(9)大约50％胸部创伤患者有乙醇中毒，乙醇的复杂作用包括意识不清、麻药需要量少。对严重创伤合并休克，低温或意识消失患者无需任何麻醉，仅需给氧，通气或肌松剂，但血压、体温、酸中毒或血中乙醇含量均不能作为患者意识的可靠预测指标，麻醉医师应时刻想到患者知晓的可能性，一有迹象就给予咪达唑仑、阿片类等麻醉药。

(10)创伤后抗休克治疗是选择晶体液还是胶体液复苏并不影响转归，但应避免输葡萄糖液，因为如联合颅脑损伤后血糖往往升高。

5. 术后苏醒期处理

(1) 对胸部创伤患者不建议早期拔管。应重点监测全麻药物的逆转状况，尤其是对术后意识状态有变化的患者。

(2) 因为中枢神经和肺及胸壁等的直接创伤，大量输血和上呼吸道水肿所以大多数的创伤患者都是需要持续呼吸支持的。

(3) 必要时可给予镇静药物，使患者情况进一步稳定。进行12～24小时的术后呼吸支持，确认复苏与手术成功，血流动力学基本稳定才能安全的拔出气管导管。否则将需要进行更长时间的呼吸支持。

(4) 胸部创伤患者拔管标准：

①精神状态：能遵照指示活动，无躁动，镇痛基本完全。

②呼吸道解剖和反射，能做咳嗽和张口动作，能避免呼吸道误吸，呼吸道无过度水肿。

③呼吸功能：有足够的潮气量和呼吸频率，肌张力基本恢复正常。

④全身稳定性：充分的容量复苏，观察末梢循环良好，体温正常。

第九章　腹部创伤的麻醉

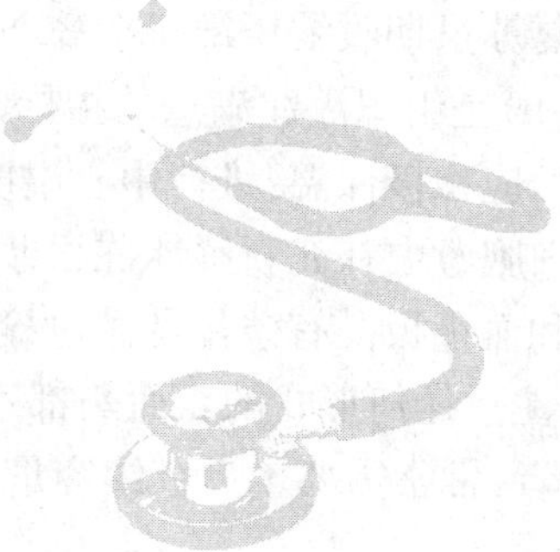

第一节　腹部损伤(abdominal injury)

1. 急诊患者的临床特点急诊患者伤情紧急,维护呼吸道通畅、抗休克、建立静脉通道等需同时进行。

2. 了解受伤史和检查体征,有无内脏损伤、什么脏器受到损伤、是否有多发性损伤。

3. 有时合并腹部以外的损伤(脑部损伤、胸部损伤、各类骨折)。

4. 胃肠道、胆道等空腔脏器损伤时,主要表现为弥漫性腹膜炎。

5. 腹部闭合性损伤患者的早期症状不明显,容易被漏诊,尤其是意识不清的患者。

6. 腹腔实质性脏器损伤以肝、脾破裂者居多,以脾脏破裂最为常见,特别要重视早期出现休克征象者。

7. 有排尿困难、血尿、外阴或会阴牵涉痛者,提示泌尿系统损伤。

8. 腹腔大血管破裂出血凶猛的患者,往往来不及抢救即死亡。

9. 有时诊断困难,超声评估和高分辨率 CT 明显提高诊断的准确性。

第二节　腹部创伤手术的麻醉处理要点

1. 在麻醉前的第一时间,详细了解患者的一般情况,做好相应的准备,主要包括建立通畅的呼吸道,供氧,动静脉穿刺置管,输血输液,麻醉药和血管活性药等,麻醉方式的选择。肝脾损伤等严重出血伴休克的患者,可能没有充分准备的时间,应在输血输液的同时,积极做好手术前的准备。

2. 创伤患者都应被视为饱胃,全麻诱导前应插入粗口径胃管尽量吸净胃内容物,应用 H_2 受体阻滞剂降低胃液酸度和减少胃液分泌,麻醉诱导期和苏醒期的刺激均可引起呕吐、误吸,诱导后患者无意识时可行环状软骨压迫,即 Sellick 法,控制呼吸的压力应小于 10 cmH_2O,待肌松药充分起效后行气管插管,立即将套囊充气,再松开环状软骨。

3. 严重出血、循环不稳定者，建立足够通畅的静脉通道尤显重要。在保证氧供的情况下，尽可能建立有创动脉监测，同时作血气分析，有利于纠正酸中毒，中心静脉建立后行 CVP 监测。

4. 腹膜腔未被肠内容物污染者，应准备血液回收装置。

5. 开腹手术前补充足够的血容量，维持血流动力学相对稳定，维持血细胞比容于 25％～30％，避免进腹腔时，腹压骤减导致循环虚脱和心搏骤停；明确容量不足血压不稳者禁忌使用血管收缩药，液体复苏早期收缩压维持在 80～100 mmHg 比较合适。

6. 尿量 0.5～1 ml/(kg・h)是组织灌注满意的指标，大量输血输液及长时间的手术体温监测可避免低体温的发生，应积极保温，维持中心温度＞350 ℃。

7. 输血大于 4 U 浓缩红细胞考虑补充新鲜冰冻血浆，如果凝血功能恶化，可根据情况补充冷沉淀、特殊凝血因子和血小板。有条件者做血栓弹力图可指导节约输血。

8. 合理运用止血药，但要注意任何形式的止血药都不能代替有效的外科止血。

9. 病情严重、手术复杂患者，常常需要术后继续容量治疗和呼吸支持，术后转入 ICU 尤显重要。

第三节　腹部创伤手术麻醉前用药

1. 抗胆碱药　不宜省略抗胆碱药，可选用东莨菪碱 6 μg/kg，麻醉前 30 分钟皮下或肌内注射；盐酸戊乙奎醚是较理想的抗胆碱药，抑制腺体分泌比阿托品强，对心率有双相调节作用，人手术室后静脉注 0.01 mg/kg 或肌内注射。

2. 镇静镇痛药　对于生命垂危及昏迷的患者可免用；苯二氮䓬类的咪哒唑仑适合高度紧张、焦虑的患者，0.05 mg/kg 静脉注射；镇痛药可选用静脉注射小剂量芬太尼 0.05～0.08 mg，止痛迅速且无呼吸抑制。比较适合清醒状态下行有创动静脉穿刺前的镇痛镇静。

3. 胃内容物调整药　抗酸药可选用质子泵抑制剂，如奥美拉唑或泮托拉唑，可以预防应激性溃疡；胃动力药甲氧氯普胺可排空胃内容物，增加食管下端括约肌张力。

第四节　腹部创伤手术麻醉方法选择

所有腹部创伤的手术均适合气管插管全身麻醉，但特殊环境如战地等条件不允许情况下，局部麻醉常常是主要的麻醉方式，监护性麻醉在这类手术中应用的优势也越来越突出。与全身麻醉相比，局部麻醉有其独特的优越性：

1. 不影响患者的意识。

2. 有一定术后镇痛作用。

3. 易操作、安全、恢复快。临床上，局部麻醉与全身麻醉往往相互补充。针对腹部创伤手术，局部麻醉仅介绍局部浸润麻醉和椎管内麻醉。

一、局部浸润麻醉

适合小范围、表浅软组织的清创术；生命垂危患者应保持呼吸道通畅、供氧；意识不清或不合作的患者应避免使用局部麻醉。

局部浸润麻醉应根据手术时间长短，选择短时效（普鲁卡因等）、中等时效（利多卡因等）或长时效（丁哌卡因或罗哌卡因）局麻药，使用适宜浓度、有效剂量和作用持续时间；每次注药前应回抽，不要超过极量，以防局麻药中毒；感染部位不宜用局部浸润麻醉。

二、椎管内麻醉

椎管内麻醉包括硬膜外阻滞、蛛网膜下隙阻滞和硬腰联合阻滞。椎管内麻醉对患者的生理功能干扰小，可阻断各种不良神经反应，减轻手术创伤所致的应激反应及恢复，保留硬膜外导管术后镇痛等优点。适合病情较轻、术前经治疗低血容量得到有效纠正的腹部创伤患者。硬膜外给药前应保证满意的静脉通路，分次小量给药，严格控制麻醉平面。蛛网膜下隙阻滞和腰硬联合阻滞更应严格掌握适应证，必要时辅以血管活性药。创伤性休克代偿期患者，可能血压正常，即使小范围的硬膜外阻滞，都可以导致血容量的严重不足而致心搏骤停。因此，腹部创伤不能配合，严重低血容量、出血过多凝血功能异常、穿刺部位感染或脊柱外伤者，应视为禁忌。

三、监护性麻醉

监护性麻醉适合于所有局部麻醉或不需麻醉而需要监护和控制生命体征的腹部创伤的患者，特别适用于被认为属高风险性手术而不宜采用全身麻醉的患者，如突发事件所致严重腹部创伤的早期处理。

1. 监护性麻醉对麻醉医师的要求

（1）进行无创呼吸和循环功能的监测，必要时予以吸氧。

（2）静脉给予小剂量的镇痛镇静药和抗呕吐药。

（3）根据需要给予心血管类药物和支气管扩张药等。

（4）控制患者手术中的行为。

2. 监护性麻醉对患者的要求

（1）具有一定合作性的患者。

（2）对部分小儿或不合作的患者，可采用深度镇静控制患者术中的行为。

（3）以下患者不适合监护性麻醉：肥胖和睡眠呼吸暂停综合征等困难气道者；呼吸道及呼吸道周围的手术；极度紧张不配合者；需要特殊手术体位和手术时间太长的患者。

3. 监护性麻醉对镇痛镇静剂的要求　短效、起效快、水剂量、复合用药。以下给药方法可供参考：

（1）间断静脉给药：常用于简单和短小的操作；先给镇静药咪哒唑仑 0.05 mg/kg 或丙泊酚 0.5 mg/kg 手术开始前 3～5 分钟给芬太尼 25～50 μg，必要时追加镇痛镇静药，应防止反复追加引起镇静过深。

（2）连续静脉输注给药：对局麻效果良好者，咪哒唑仑 0.05 mg/kg 复合丙泊酚 0.5～1 mg/kg，再持续输注丙泊酚 25～75 μg/(kg・min)，或丙泊酚效应部位靶控 0.8～1.3 μg/ml；对于术中需要镇痛或单用镇静药效果不佳者，可加用镇痛药芬太尼 25～50 μg 或氯胺酮 0.3 mg/kg 或瑞芬太尼 25 μg 单次静注或瑞芬太 0.05～0.15 μg/(kg・min)。

四、全身麻醉

1. 全身麻醉诱导　麻醉诱导的关键：保证呼吸道通畅，迅速控制呼吸道；选择合适麻醉药及剂量，维持循环稳定；防止胃内容物反流、呕吐和误吸。意识丧失患者极易出现舌根后坠，需立即取头后仰并托起下颌位；或放置咽喉通气道，合并颌面口腔复杂外伤、颈椎制动者最好采用保留自主呼吸下纤维支气管镜或纤维喉镜插管，如果因气管变位、水肿而无法插管者，应及时气管切开插管，气道阻塞紧急情况时可先用粗针头作环甲膜穿刺供氧。

（1）防止胃内容物反流呕吐和误吸/可采取以下措施：

①放置粗口径鼻胃管，诱导前尽量吸净胃内容物。

②应用 H_2 受体阻滞剂降低胃酸酸度和减少胃液分泌，以减轻误吸酸性胃内容物所造成的危害。

③表麻下经纤维支气管镜或纤维喉镜清醒气管插管。

④辅助环状软骨压迫即 Sellick 法行快速静脉诱导气管插管。

（2）全身麻醉诱导药物的选择：硫喷妥钠和丙泊酚能够抑制交感神经和心肌收缩力，对循环系统抑制较明显，禁用于休克患者；对循环稳定者也应当采取分次、小剂量给药法；依托咪酯对血压的影响轻微，适用于休克患者，依托咪酯 0.2～0.3 mg/kg，意识不清、昏迷患者，仅需要小剂量的芬太尼 1～2 μg/kg 及适量肌松药琥珀酰胆碱 1.5～2 mg/kg（或罗库溴铵 0.8～1 mg/kg）。对病情虽严重而神志反应仍然存在的患者，可酌情采用下列方法之一完成气管内插管术：

①仅在供氧和肌松药下完成插管。

②仅在静注芬太尼 2～3 μg/kg 和琥珀酰胆碱 1.5～2 mg/kg（或罗库溴铵 0.8～1 mg/kg）下完成插管。

③插管后待血压稳定时再追加地西泮或咪哒唑仑 0.05～0.2 mg/kg 以促使患者入睡和记忆消失。

创伤后 24 小时内的患者才考虑使用琥珀酰胆碱，为了消除琥珀酰胆碱所致的肌颤，可预先注射小剂量的非去极化肌松药。

2. 全身麻醉维持　麻醉维持主张采用多种麻醉药物复合的超短效平衡麻醉的原则，可选择瑞芬太尼或芬太尼、氧化亚氮、丙泊酚、七氟醚或异氟醚、顺式阿曲库铵或维库溴铵等；低血容量性休克患者对全身麻醉药、肌松药的耐受量明显减少，小剂量即可满足麻醉效果；氧化亚氮对循环无影响，复合吸入可减少吸入和静脉麻醉药的用量，但禁用于合并气胸、皮下及纵隔气肿或气栓的患者。

3. 全身麻醉苏醒　病情轻微的患者可以考虑在手术室完全清醒后拔除气管导管，应防止呕吐误吸的发生；重症患者应送人重症监护病房继续治疗。

第十章　四肢创伤手术的麻醉

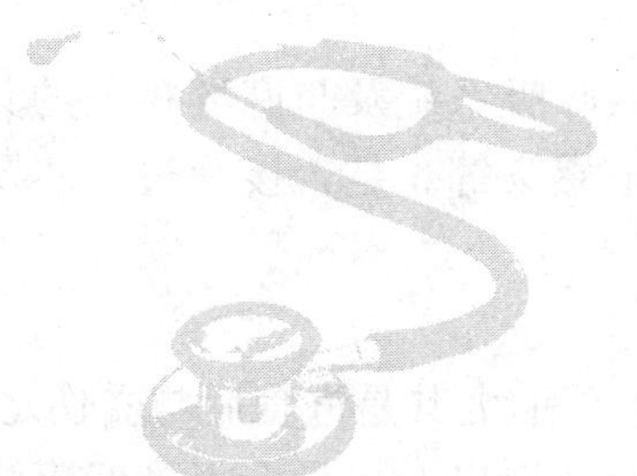

随着现代工业及各种现代化交通工具的飞速发展，各种创伤的发生率也随之快速增长。肢体是人类活动最多的器官，因此也最易遭受意外伤害。另外，对四肢创伤的处理正确与否关系到创伤患者今后的生活质量。因此，四肢创伤的手术在急症外科手术中占有重要地位。

第一节　四肢创伤手术及麻醉的特点

四肢创伤包括开放性损伤和闭合性损伤，创伤可累及组织结构包括骨、神经、血管、肌肉、肌腱以及其他软组织。开放性损伤均需紧急手术处理。闭合性损伤以骨折最多见，除非合并重要血管或神经损伤，一般可视患者全身情况决定处理时机。但近年来主张对四肢长骨骨折应尽早手术内固定，避免患者长期卧床牵引带来的诸多负面影响，并能减轻伤后疼痛，为后期功能康复创造条件，也有利于减少严重并发症，降低病死率，明显改善预后。

单纯四肢创伤手术范围多较局限。但若伤及血管、神经，修复手术则要求精细，尤其是断肢再植手术需时较长，对麻醉也有特殊要求。四肢创伤常合并有胸腹内脏及颅脑等多器官损伤，手术处理宜分轻重缓急，先处理致命伤，待患者生命体征相对稳定以后，再处理四肢伤。如情况许可，也可同期处理四肢损伤。

低血容量是四肢创伤患者常见的并发情况，开放性损伤的失血量依受伤部位和严重程度有所不同，闭合性骨折不显性失血大致为单侧股骨 800～1 200 ml，胫腓骨 350～500 ml，肱骨 200～500 ml，尺桡骨 300 ml。对创伤患者失血量的评价直接关系到麻醉选择和术中处理，应综合患者的伤情和全身表现，尽可能做出准确评估。若接诊时患者已经出现血压下降、心率加快，提示失血量可能已超过血容量的 30%，应立即采取输血补液等救治措施。

饱胃是创伤患者的另一个重要问题，紧张、休克和疼痛可使胃排空时间明显延长，因此，防止呕吐误吸极为重要。临床上对急症患者应一律视为饱胃患者，尤其是在全身麻醉诱导时尤应注意防止呕吐误吸。

第二节 术前准备与麻醉选择

一、术前评估与麻醉前准备

四肢创伤患者急诊手术时，因时间紧，难免准备不充分，因此麻醉师在选择麻醉前应对患者一般病情进行简要的评估.

(一) 既往病史

着重了解有无明显心血管、呼吸系统及与麻醉相关的其他疾病并存及其治疗情况，药物使用情况，近期有无呼吸道感染等。是否接受过麻醉及麻醉中有无异常情况，尤其是有无局麻药变态反应史。

(二) 进食情况

急症手术应了解末次进食时间，尤其是进食后与受伤之间的间隔时间。同时还应了解进食内容，伤后有无呕吐。对饱胃患者尽量选择神经阻滞或椎管内麻醉，术中慎用镇静药。手术必须在全身麻醉下进行时，应选择气管内麻醉，可在充分表面麻醉下患者清醒时插管，也可采用快诱导气管插管，插管诱导同时压迫环状软骨，避免胃内容物反流误吸。术后亦应待患者清醒后再拔除气管导管。

(三) 合并损伤

检查是否合并有其他部位的损伤，尤应注意有无气道梗阻、气胸、血胸或腹腔脏器损伤等紧急情况。若需同时手术应综合考虑手术需要选择合适麻醉方法。

(四) 失血量

尽可能准确评估失血量。对低血容量状态应在麻醉前初步纠正。心率、皮肤颜色和毛细血管充盈时间是失血纠正满意与否的可靠指标。大量失血需快速输血补液，监测CVP可帮助判断血容量情况，也可防止液体过多。

(五) 实验室检查

血细胞比容和血红蛋白含量可大致提示失血纠正情况；血气分析可反映患者酸中毒情况；而心电图及X线检查也有助于对患者全身情况的综合了解，对决定麻醉方法和麻醉中处理也有一定参考和指导作用。

(六) 手术前精神准备及用药

解除紧张患者的精神焦虑，必要时给予适量苯巴比妥、地西泮等镇静和(或)镇痛药物。

(七) 术中监测

常规监测心电图、脉搏氧饱和度、无创血压。全身麻醉患者监测呼气末二氧化碳浓度。危重患者最好监测有创动脉血压以便及时发现血压变化，并可间断取血进行血气分析。麻醉开始前建立可靠的静脉通路，为输血补液及药物治疗提供给药途径。

二、麻醉选择

(一) 全身麻醉

全身麻醉多用于下列情况：

1. 儿童或不合作患者。

2. 不适用局麻或强迫体位难以完成椎管内阻滞或神经阻滞操作的患者。

3. 合并其他部位损伤需同时手术或估计术中难以保持气道通畅的患者。

4. 合并有其他损伤(如脊柱或骨盆骨折等)而不能于侧卧位下行椎管内阻滞或神经阻滞者。

5. 长时间手术时,可采用全身麻醉与区域阻滞联合应用的方法,在减轻患者术中不适的同时可为肢体再植手术提供良好的血流灌注条件。

全身麻醉是否气管插管,取决于患者的手术体位、术中能否维持满意的气道控制、是否需要应用肌肉松弛药及手术时间。一般短小手术的患儿不需肌松者,可在静脉或吸入麻醉下不插管完成手术;也有些短时间的操作,如闭合性骨折复位等,可在开放吸入麻醉下完成。其优点是苏醒迅速,可提供一定程度的肌松,但不宜常规应用。

对重度软组织挤压伤患者行快诱导气管插管时,可能由于存在高血钾状态,应用琥珀酰胆碱有诱发心搏骤停的危险。

(二) 椎管内麻醉

1. 概况　椎管内麻醉包括蛛网膜下隙阻滞、连续硬膜外麻醉和蛛网膜下隙硬膜外间隙联合阻滞,多用于下肢手术,可提供完善的镇痛和肌肉松弛,伴发的交感神经阻滞可为肢体再植手术提供良好的灌注状态。

2. 蛛网膜下隙阻滞　蛛网膜下隙阻滞是下肢手术常用的麻醉方法。

其优点是操作简单、局部麻醉药用量少、麻醉效果确定、肌肉松弛完善等。

常见并发症为手术中低血压和手术后头痛及尿潴留。当患者血容量不足时,血压波动更为明显,麻醉前注意纠正血容量不足,控制阻滞的范围可减少其对循环功能的影响;通过应用细针穿刺或使用改良的铅笔头式侧孔穿刺针,术后头痛发生率明显减少。尿潴留和作用时间受限,是目前限制蛛网膜下隙阻滞应用的主要原因。

蛛网膜下隙阻滞时多采用等比重溶液,如0.5% 丁哌卡因 12～15 mg 单次注射,可维持下肢手术 3～4 小时。虽然连续蛛网膜下隙阻滞在国内也有开展,但报道很少。

3. 连续硬膜外麻醉　是目前国内应用最广,技术最成熟的麻醉方法之一。

其优点是不受手术时间限制;不受阻滞节段限制;对血流动力学及呼吸影响相对较小;无蛛网膜下隙阻滞后头痛;保留导管可用于术后镇痛等。

其缺点是起效慢,失败率相对较高;使用不当时,仍有呼吸及循环抑制问题。因此,术中仍应密切监测患者呼吸情况,辅助吸氧以维持正常血氧含量。

4. 蛛网膜下隙-硬膜外间隙联合阻滞是近几年来开展比较广泛的椎管内阻滞方法。它集中了蛛网膜下隙阻滞与硬膜外间隙阻滞的优点,如阻滞起效快、镇痛完全、肌肉松弛良好、局部麻醉药用量相对较少;不受手术时间的限制,并可保留硬膜外导管进行手术后镇痛治疗等。

应用蛛网膜下隙-硬膜外间隙联合阻滞时;采用等比重小剂量局麻药行蛛网膜下隙阻滞既可达到满意的阻滞效果,又对循环功能的影响较小。1～2 小时后开始硬膜外间隙阻滞时,要注意常规给予实验剂量,给药后要密切注意测量阻滞平面的变化,预防出现连续蛛网膜下隙阻滞。

5. 椎管内麻醉的注意事项　对术前已存在严重低血容量状态,或有败血症及凝血功能障碍的患者,应慎用或禁用椎管内麻醉。有些严重创伤强迫体位患者,改变体位可引发伤处剧痛，常难以配合完成椎管内麻醉操作，应选择其他麻醉方法。

（三）周围神经阻滞麻醉

臂丛神经阻滞是上肢手术最常用的麻醉方法。下肢手术尤其是膝关节以下的手术也可在股神经阻滞、坐骨神经阻滞以及其他周围神经的阻滞下完成。

随着周围神经刺激器的广泛应用，周围神经阻滞技术越来越多的用于临床。周围神经刺激器的刺激频率通常为 1～2 Hz，刺激强度从 1.0～1.2 mA 开始，逐渐降低。当刺激强度下降到 0.5 mA 以下，相对应的肌肉还有收缩反应，即可注药。常可达到满意的阻滞效果。刺激阈值越低，神经阻滞的效果越好。

神经阻滞麻醉可提供满意的镇痛、肌松和制动作用，同时对呼吸循环影响很少，术后可保持一定时间的镇痛作用，伴发的血管扩张还可增进肢体血液循环，尤其适用于断肢再植和血管修复手术、缺点是局麻药用量较大，发生血管内误注时可产生严重的局麻药中毒反应。阻滞成功率受麻醉者操作熟练程度的影响较大，穿刺操作有出现气胸和血管神经损伤的可能。单次注射时，麻醉作用时间受药物性能的限制。

第三节　四肢手术常用神经阻滞方法

一、臂丛神经阻滞

（一）阻滞途径

臂丛神经阻滞适用于从肩部到手任何部位的手术。上臂内侧、前臂及手部的手术，大多选用腋路臂丛神经阻滞法，对于肩部和上臂外侧的手术，可选择锁骨上或肌间沟臂丛神经阻滞。

1. 肌间沟阻滞　该法适用于肩、臂部手术，手和前臂尺侧麻醉效果欠佳。较易合并膈神经阻滞，可出现霍纳征，进针过于平直偶可伤及椎动脉，或误注药至硬膜外或蛛网膜下隙。

2. 锁骨上阻滞　本法可阻滞整个臂丛神经。偶尔阻滞欠佳时加大药量可改进效果。但仍有发生穿破胸膜的危险，门诊患者慎用。寻找异感时，若患者咳嗽表示针近胸膜，需格外小心。合并膈神经、喉返神经及星状神经节阻滞偶见报道。

3. 腋路阻滞　腋路阻滞的并发症最少，适于门诊患者。缺点是肌皮神经阻滞不全。本法单点注药量较大，应避免血管内注射导致局麻药中毒反应。

（二）注意事项

任何途径的臂丛神经阻滞均需要一定时间才能作用完全，20 分钟左右，偶尔潜伏期更长。臂丛神经阻滞时运动神经阻滞出现较早，肘部不能抬伸是腋路臂丛阻滞成功的最早表现。肌间沟和锁骨上法最早影响肩部活动，若注药后 10 分钟，仍未见肌无力表现，则成功可能性不大。

准确定位是保证臂丛阻滞成功的关键，异感是定位准确的可靠指标。但应注意异感传导的范围，肩部异感常因刺激神经分支引发，并不表明针的位置准确。腋路臂丛有时无法引出异感。应用神经刺激器能引出异感，但不能保证阻滞一定成功，可能是由于鞘内神经间的膜性结构可通过电流刺激但能阻止药物扩散的原因。

对长时间手术单次注药无法完成或需术后镇痛时，可试用导管法。即用套管针穿刺定位后留置导管妥善固定，需要时可重复注药。也可从不同路径间断分次阻滞臂丛，如先经腋路阻滞，然后经锁骨上或肌间沟阻滞；这样可在手术持续进行下完成第二次阻滞。

二、上肢周围神经阻滞

（一）概况

上肢周围神经单支阻滞作用有限，较大手术需多点注射并辅助浸润麻醉，主要用于臂丛神经阻滞不全时补充辅助，或为手部短小手术提供镇痛。操作时应避免将药物直接注入神经内，防止患者剧痛或引发神经炎。

局麻药选用丁哌卡因或利多卡因，注药后需一定时间才出现麻醉作用，有时可延迟到15分钟才作完全。

（二）常用的上肢周围神经麻醉

1. 尺神经阻滞　尺神经掌支可在茎突水平阻滞，在尺侧屈腕肌腱与尺动脉之间以细针与皮肤成直角刺入，如引出异感，将针保持原位注药2～4 ml。无法引出异感时，可将针刺及深筋膜及骨，然后退针至皮下，退针同时注药5～10 ml；也可获得满意的麻醉效果。阻滞尺神经背支，需从尺侧屈腕肌腱处绕腕部皮下环形注入局麻药4 ml。

2. 正中神经阻滞　在腕部屈侧皮肤横纹处针贴掌长肌桡侧或自桡侧屈腕肌近中线1 cm处垂直进针、神经位于皮下约2 cm深处。可沿前臂长轴扇形移动针体寻找异感，引出异感后缓慢注药2～4 ml，另在皮下注射1 ml阻滞到手掌的皮支。

3. 桡神经阻滞　较简单的方法：在腕关节处自桡侧向手背做环形皮下浸润，绕手背半环注药4 ml，注意勿伤及皮下静脉。

4. 指神经阻滞　适于门诊手指手术。局麻药内不加血管收缩药。针由指根背侧边进针边注药，手捏注药点下方手指两侧，注药中觉有压力为止。两侧指根各注药1～2 ml，注药量大，局部组织压力过高，可能有害。

三、下肢周围神经阻滞

（一）概况

由于椎管内麻醉可提供完善的下肢手术条件，因此下肢神经阻滞麻醉相对少于上肢。膝关节以下的手术可应用坐骨神经阻滞、腰丛神经阻滞和股神经阻滞，有时还需辅助阻滞闭孔神经和股外侧皮神经。下肢周围神经阻滞可避免椎管内麻醉的血压波动，但由于大量应用局麻药，需要注意局麻药毒副反应的危险。

（二）常用的下肢周围神经麻醉

1. 股神经阻滞　股神经支配整个大腿前部的肌肉和相应皮肤区域。股神经解剖定位方便，患者取平卧位，于股动脉外侧1 cm腹股沟皱褶水平为穿刺点，选择长度为5 cm的穿刺针，穿刺针向头侧倾斜45°进针。观察到股四头肌收缩或髌骨跳动为注药的指征。常用的局部麻醉药为1%利多卡因，0.25%丁哌卡因或0.5%罗哌卡因15～20 ml。

2. 闭孔神经阻滞　闭孔神经支配大腿内侧皮区和大腿内收肌群。阻滞时令患者仰卧，小腿轻度外展，在耻骨联合下外2 cm处进针直刺，针及耻骨水平支后退针向上外与皮肤成80°重新进针，避开耻骨支，继续进针到闭孔区注药15 ml。

3. 坐骨神经阻滞　坐骨神经是人体最粗大的周围神经，在梨状肌下经过坐骨大孔离开盆腔后壁，走行于坐骨结节与股骨大转子之间连线中点稍内方。阻滞常采用后人路。患者取侧卧位，患侧在上。健侧腿伸直，患肢屈曲，由股骨大转子与髂后上棘作一连线，其连线中点的垂线与股骨大转子一骶裂孔连线的交点即为穿刺点。选择长度为 10 cm 的穿刺针，垂直进针，调整进针深度，当观察到腓肠肌随着刺激的频率出现收缩，或观察到足趾跖屈时，即可注药、注药后再进行刺激一般不会再出现肌肉收缩反应。因此应在确定刺激满意后二次给药，常用的局部麻醉药为 1%利多卡因、0.25%丁哌卡因或 0.5%罗哌卡因 20～25 ml。

4. 腰丛神经阻滞　在第四腰椎棘突旁开 4～5 cm 垂直进针达椎板，拨针稍向外侧滑过椎板，继续推 1～2 cm 体会阻力消失感觉；此时针尖位于椎间孔水平注大局麻药 20～30 ml，可阻滞整个腰丛支配区域，配合坐骨神经阻滞可进行腿部麻醉与镇痛。

5. 股外侧皮神经阻滞　适用于在坐骨神经和股神经联合阻滞下需要使用止血带的患者。在髂前上棘内侧 1.5 cm 向下与腹股沟韧带下缘交点为穿刺点，穿刺针与皮肤呈 45°向下，向外进针，穿过阔筋膜，因其为皮神经，通常不能用神经刺激器诱发出肌肉收缩反应，出现异感即为注药指征或行扇状浸润阻滞。常用的局部麻醉药为 1% 利多卡因 5～7 ml。

第四节　四肢创伤手术麻醉的特殊问题

一、局麻药的毒副反应

四肢创伤手术多在神经阻滞或椎管内麻醉下进行，局麻药用量较大，意外血管内注射或单次用药量过大均可出现局麻药的毒副反应。主要表现为变态反应和全身毒性反应。

真正的局麻药变态反应极少见。酯类局麻药如普鲁卡因是大多数变态反应的原因。酰胺类化合物由于不具备刺激抗体形成的能力，应用中不应出现变态反应。事实上有些所谓变态反应是机体对药物保存剂（如尼泊金甲酯）或稳定剂的反应。对曾有局麻药过敏史的患者术前可做皮肤敏感实验，原则上避免应用酯类局麻药。

全身毒性反应通常是周大量局麻药快速静脉内注射引起；首发症状是中枢神经表现，如头晕、耳鸣、口周麻木感、眼震和细小肌颤。处理应立即停止用药，保证气道通畅，吸氧。严重时可出现局部或全身抽搐性或强直性痉挛。由于局麻药体内再分布很广，血药水平迅速下降，痉挛常可自止。对持续发作者可小量、分次静注地西泮。此期处理应开放气道、吸氧，并过度换气；心血管功能抑制出现最晚；发生后可静脉输液，适当应用血管活性药和正性肌力药。

二、脂肪栓塞

所有长骨骨折患者肺功能均有不同程度损害，很大程度上是由于脂肪栓塞造成的，但仅有 10%～15%的患者出现临床症状，导致脂肪栓塞综合征（FES）。FES 多发生于骨折后 72 小时内，出现呼吸困难、低氧血症、心动过速、意识状态变化，在结膜、上肢和上胸部等处出现瘀点、瘀斑。尿中出现脂肪滴不能确诊为脂肪栓塞；胸片检查显示肺部绒毛状沉积浸润可以确定肺损伤的存在。

比较严重的脂肪栓塞多发生于股骨和胫骨骨折术后。尽早处理骨折损伤，减少扩髓幅度可以降低栓塞危险程度。脂肪栓子可能通过未闭的卵圆孔和肺循环进入体循环，由此造成心脑血管等栓塞。

在全麻患者中，脂肪栓塞的征象可能表现为呼气末二氧化碳分压和动脉氧饱和度的降低，肺动脉压力升高，心电图出现缺血性 ST 段改变和右心劳损。

处理包括预防和支持疗法。四肢长骨骨折早期制动、复位可降低 FES 发病率；适当控制扩髓幅度；完善监测以及早发现栓塞的出现；保证充分供氧，必要时行持续气道正压通气，呼吸衰竭患者给予机械呼吸支持；适当控制输液量，避免或及时纠正低血容量状态可提高治愈率；注射白蛋白可结合血液中游离脂肪酸，其他如肝素、肾上腺皮质激素、低分子右旋糖酐及抑肽酶等均可试用，但疗效尚难定论；创伤发生后短期内使用大剂量激素可减轻临床症状，尤其适用于出现脑水肿患者，本病经充分支持治疗后可启行缓解，大多数患者仅需充分供氧防止低氧血症和适当的液体输注即可安全度过围术期，后遗残疾与脑灶性损害有关，总病死率 5%～15%。

三、止血带相关并发症

止血带常用于土、下肢手术，可以最大限度减少手术出血，并提供良好的手术视野，但是止血带非生理性阻断肢体血流；有可能导致很多不良反应。止血带充气时间上肢以 1 小时为限，下肢不宜超过 1/5 小时，充气压力高于收缩压 100～150 mmHg，充气时间过长（>2 小时）或压力过高易造成神经损害；为减少神经损伤，时间长的手术应用止血带时，应在 90～120 分钟松开止血带，5～10 分钟后重新充气。

止血带充气 8 分钟后，线粒体内的氧分压即可降至零，机体进行无氧代谢；超过 60 分钟即可导致细胞内酸中毒。低氧和酸中毒导致肌红蛋白、细胞内酶和钾离子释放，内皮细胞完整性受损使毛细血管通透性，增加，由此产生组织水肿，影响切口缝合和组织修复。放松止血带后，随肢体的灌注，无氧代谢产物进入循环系统，由此可能导致静脉氧饱和度下降，核心体温下降，呼气末二氧化碳分压增加，若无明显的肺内分流存在，动脉氧饱和度一般无明显下降。

止血带充气前应先抬高肢体；充分驱血，由此增加回心血量，外周血管阻力增加，临床可观察到中心静脉压或动脉压力增加。心功能不全患者、有可能由于回心血量的突然增加导致心力衰竭，尤其是双侧同时驱血充气时。放气后缺血肢体发生再灌注，中心静脉压和动脉压降低，全身反应一般较轻，患者多无自觉症状。

严重时可能出现“止血带休克”，临床表现为脉搏和呼吸加速、心悸、冷汗、四肢冰冷、循环系统不稳定，有时可能出现精神症状。主要是由于放松止血带后外周阻力下降，血液滞留于肢体内导致机体短时间内代偿不能，有效循环血容量减少，心脏充盈不足；心排血量减少；肢体无氧代谢产生的乳酸等代谢产物快速涌入循环系统，造成电解质紊乱和酸碱失衡，抑制循环系统。

神经阻滞下手术时，止血带超过 1 小时后有可能出现远端肢体的疼痛和烧灼感，造成止血带疼痛，可能与细胞内酸中毒有关，静脉注射吗啡类镇痛药效果欠佳，可放松止血带 10～15 分钟后再重新充气，加强神经阻滞的深度较之扩大麻醉平面更为有效。尽量减少止血带充气时间，充足的血容量；吸氧和完善的监测有利于减少相关并发症的产生。

四、静脉血栓栓塞

骨科手术围术期常出现深静脉血栓，由此导致的肺栓塞也是术后死亡的主要原因。上肢手术深静脉血栓形成发生率低，但下肢创伤患者则发生率明显增高。

下肢创伤患者长时间卧床增加血栓形成的可能，手术期间血流瘀滞和凝血活性物质增多进一步增加了血栓形成的机会。缩短手术时间,改善肢体血流灌注,预防性给予抗凝药可有效减少血栓的形成。椎管内阻滞可降低肢体血管张力,改善血流灌注,减少血液瘀滞;而且可以降低血液黏滞度和凝血活性,由此减少深静脉血栓形成肺栓塞的可能,较全身麻醉而言更为安全,但远期效果二者并无区别。

术后早期活动有利于减少血栓疾病的发生;不能活动者可以抬高下肢,使用间歇性下肢气囊压迫装置改善血流;手术后预防性给予小剂量抗凝剂(阿司匹林、华法林和低分子肝素等)可以减少血栓栓塞性疾病的发生。硬膜外术后镇痛有助于患者早日活动肢体,避免下肢深静脉血栓的形成。

第十一章　伤病员转运过程中的镇痛处理

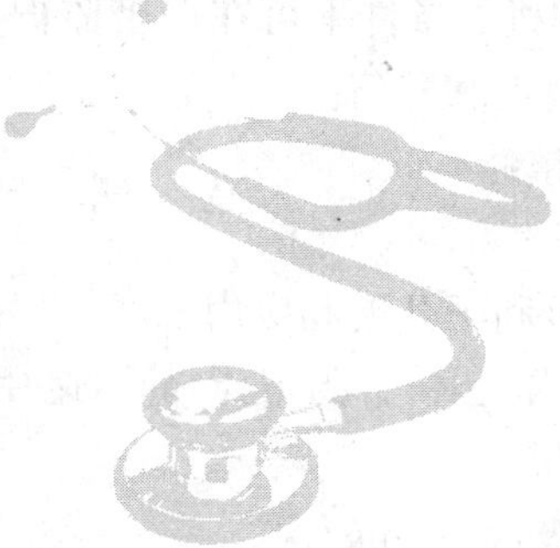

由于灾害所造成的危害有突发大量的特点，限于灾害发生地医疗水平及有限的医疗资源对救治能力的限制，加上灾害对医疗资源的破坏和影响，灾害地区医疗救治能力进一步降低。因此，利用各种有效的运输工具将大量伤员转移后送成为提高救治水平、改善伤员生活质量、改善灾区医疗条件的重要举措。

后送伤员中，多数伤员存在多处受伤、病情重、需要接受进一步的手术治疗。保证后送过程中的病情平稳成为大批量伤员转运的重中之重。即使接受了初期的医疗救治，多数伤员由于病情重、伤处多，加之在后送过程中的多次搬动，伤员常常不得不承受持续、反复多次的创面移动带来的伤痛。因此，减轻伤员的疼痛成为大批量伤病员转运过程中的重要举措。

伤员转运过程中可根据情况不同采取如下镇痛措施：

一、加强伤肢的固定，减少创伤断面的摩擦

可有效减轻疼痛刺激的传导，既可有效减轻疼痛，也是减少继发性伤害的重要方法。

二、镇痛技术的应用

1. 局部麻醉　包括创面周围局部麻醉及患肢的静脉麻醉技术。

2. 神经阻滞　神经阻滞对骨折尤其四肢骨折患者的镇痛较为理想，并且操作简单易行，安全性高，可使之平静、安全地渡过疼痛期，在较少的痛苦中获得救治。近年来PCA及神经阻滞留置导管技术的发展使得其应用于镇痛成为可能。其适用范围包括：

(1) 臂丛神经阻滞：适用于上肢受伤的患者。根据受伤部位可分别选用腋路、锁骨上或肌间沟，给药方式可采用一次性给药靶控输注或间断反复多次添加药物。

(2) 股神经阻滞：适用于下肢受伤的患者。

(3) 腰丛神经阻滞。

(4) 闭孔神经阻滞。

(5) 其他末梢神经的阻滞。

3. 椎管内神经阻滞

(1) 硬膜外麻醉：应用PCEA对下肢闭合性骨折患者进行术前镇痛效果满意，同时

能显著减轻患者的焦虑及抑郁情绪，有利于术前准备并减少继发性损害的发生。

根据创伤部位及运输时间；条件的不同可选用低浓度的局麻药，以达到减轻疼痛刺激的目的。

(2) 腰麻：适应证同硬膜外麻醉。

(3) 骶管麻醉：适应证同硬膜外麻醉。

4. 针灸　减轻疼痛与焦虑，改善后送伤员的生活质量与预后。

5. 全麻技术　在使用麻醉机的条件下可在严密监护下使用。患者可接受阿片类药物或非阿片类药物；镇静药或吸入麻醉药。

6. 其他　电针镇痛、静脉镇痛

(三) 镇痛药物的应用

无需特殊技能和专业技术，利于开展和应用。

1. 阿片类药物　口服、肌内注射、直肠用药、静脉途径、皮肤用药。

(1) 盐酸吗啡

皮下注射：5～15 mg/次，极量 20 mg/次。

静脉注射：5～10 mg/次或 0.1 mg/kg。

硬膜外注射：1～5 mg/次。

口服：5～15 mg/次。

不良反应：呼吸抑制，恶心呕吐，头晕，皮肤瘙痒，便秘等。

(2) 盐酸哌替啶

肌内注射：25～100 mg/次，极量 150 mg/次或 600 mg/d。

静脉注射：不超过 0.3 mg/kg。

硬膜外注射：24 h 内 2.1～2.5 mg/kg。

口服：50～100 mg/次。

不良反应：有一定的耐受性和成瘾性；眩晕、出汗、口干、恶心呕吐、心动过速及直立性低血压。

(3) 丁丙诺啡

肌内注射或缓慢静脉注射：0.3～0.6 mg，6～8 小时可重复给药，舌下含服 0.2～0.8 mg/次，6～8 小时可重复给药。

不良反应：头晕，嗜睡，恶心呕吐，出汗、头痛、皮疹等。

(4) 芬太尼

肌内注射或静脉缓慢注射：0.7～1.5 μg/kg。

芬太尼缓释透皮贴剂：25 μg/h。

不良反应：呼吸抑制、眩晕、视物模糊、恶心呕吐，心动过缓等。

2. 非阿片类药物

(1) 曲马朵

静脉注射或肌内注射或皮下注射：单次剂量不超过 100 mg，每日剂量不超过 400 mg。

口服剂量：50～100 mg，4～6 小时可重复使用。

不良反应：恶心、出汗；口干、眩晕等，偶有心动过缓、体位性低血压等。

(2) 氟吡汀

口服:100～200 mg/次,3～4 次/日。

不良反应:疲乏、头晕,恶心、胃部不适、便秘、腹泻、出汗、口干等。

(3) 氢溴酸高乌甲素

肌内注射:4 mg/次,1～2 次/日。

静脉滴注:4～8 mg。

口服:5～10 mg/次,1～3 次/日。

不良反应:荨麻疹、心慌、胸闷、头晕等。

(四) 镇静药物的应用

适度镇静可以减少焦虑、提高患者的痛阈、增强患者对疼痛的耐受性。

咪哒唑仑:肌内注射 0.12～0.16 mg/kg 或静注 0.10～0.12 mg/kg。

丙泊酚:静脉注射 0.5～1.0 mg/kg。

(五) 大批量转运过程中镇痛处理的注意事项

1. 安全第一。
2. 避免继发性伤害的发生。
3. 配备足够的急救设备。
4. 合理的人员配备。
5. 适当的应急预案。

第十二章　厌氧菌感染伤员的麻醉及防护

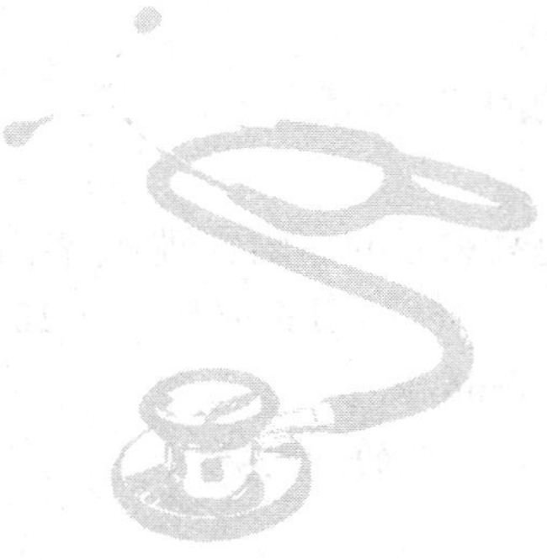

第一节　概述

厌氧性细菌(anaerobic bacteria)为一群必须在无氧环境下才能生长繁殖的细菌。其种类繁多,目前已发现有 31 属,245 种和亚种。厌氧菌广泛分布于自然界、人及动物体与外界相通的腔道内。根据能否形成芽孢,可将厌氧菌分为厌氧芽孢梭菌和无芽孢厌氧菌两大类。

第二节　厌氧芽孢梭菌属

厌氧芽孢梭菌属(*Clostridium*)分 4 组,有 118 个种。是专性厌氧菌,革兰染色阳性,多数为腐生菌。少数为致病菌,并能产生多种外毒素和侵袭性酶,致病性强,并有特定的症状。主要引起人类破伤风、气性坏疽和肉毒中毒等疾病。

一、破伤风梭菌

破伤风梭菌(*C. tetani*)大量存在于人和动物肠道内,经粪便污染土壤。是破伤风的病原菌,为外源性感染,当机体受到外伤,创口被污染,或分娩时使用不洁器械剪断脐带等,本菌均可侵入机体,芽孢发芽繁殖,释放毒素,引起破伤风。

1. 致病性　破伤风梭菌经伤口感染人体引起破伤风。因为侵袭力弱;在局部繁殖,不向血流扩散。在一般表浅伤口不能生长。感染的重要条件是伤口形成厌氧环境:如伤口窄而深,有泥土或异物污染;大面积创伤、烧伤、坏死组织多,局部组织缺血;同时有需氧菌或兼性氧菌混合感染,这些因素均易造成厌氧微环境,有利于破伤风梭菌繁殖。其致病物质主要是病菌所产生的外毒素。

2. 潜伏期　破伤风潜伏期可从数天至数周,与原发感染部位距离中枢神经系统的远近有关。典型的症状是角弓反张、牙关紧闭、苦笑面容等。早期症状包括流口水、出汗和激动;因自主神经系统功能紊乱,还可产生心律失常、血压波动和因大量出汗造成的脱水。

3. 免疫性　破伤风免疫属体液免疫，主要是抗毒素的中和作用。破伤风痉挛毒素毒性很强，极少量毒素即可致病，但少量的毒素尚不足以引起免疫，且毒素与组织结合后，也不能有效刺激免疫系统产生抗毒素，故一般病后不会获得牢固免疫力。因此病愈后的患者，仍需注射类毒素，使其获得免疫力。

4. 防治原则　破伤风一旦发病，疗效不佳；故预防更为重要。首先要正确处理伤口，清创扩创造成有氧的微环境。另外要采取针对外毒素的预防措施。特异性预防，是对儿童、军人和其他易受外伤的人群进行破伤风类毒素的计划免疫。其方法是第一年注射 3 次(间隔 4～6 周)作基础免疫，1 年后加强免疫一次。今后如有可能引起破伤风的外伤，可及时补种 1 次类毒素，使血清中抗毒素的滴度迅速提高，对 6 个月至 6 岁儿童可采用白百破三联疫苗，接种 3 次，间隔 4～6 周。使用三联疫苗能同时获得对白喉、百日咳、破伤风的免疫力；注射破伤风抗毒素(tetanus antitoxin, TAT)可获得被动免疫。对伤口较深且污染者，应肌内注射 1 500～3 000 U 的 TAT 作紧急预防；对已发生破伤风的人需用 TAT 治疗。原则是早期足量，因毒素一旦与神经组织结合，抗毒素即失去中和作用。一般须用 10 万～20 万 U，TAT 是马血清制品。注射前须作皮肤过敏试验，以防超敏反应的发生，必要时需采用脱敏疗法。近年来，使用人抗破伤风免疫球蛋白，其疗效优于 TAT，且不引起过敏反应。

此外；大剂量使用青霉素等抗生素能抑制破伤风梭菌在伤口中繁殖，也可抑制其他细菌的混合感染。同时应使用镇静解痉药物对症治疗。

二、产气荚膜梭菌

产气荚膜梭菌(*C. perfringens*)广泛存在于土壤、人和动物肠道中，能引起人和动物多种疾病。其中 A 型是引起人类气性坏疽和食物中毒的主要病原菌。

致病物质　其致病条件与破伤风梭菌相似。产气荚膜梭菌能产生多种外毒素和侵袭性酶，有荚膜，侵袭力强。外毒素有 α、β、γ 等 12 种。其中 α 毒素是卵磷脂酶，能分解细胞膜上的磷脂，使细胞受损，引起溶血，组织坏死，血管通透性增加，而致出血、水肿和局部坏死；κ 毒素是胶原酶，可分解肌肉及皮下胶原纤维使组织崩解；μ 毒素是透明质酸酶，能分 v 毒素是 DNA 酶，能使细胞 DNA 分解，降低坏死组织的黏稠度。

1. 所致疾病

(1) 气性坏疽：该病多见于战伤和地震伤，但也见于平时伤口污染的骨折及软组织损伤。创伤感染后本菌在局部繁殖产生毒素。

气性坏疽潜伏期短，一般仅为 8～48 小时，病菌除产生多种毒素外，在体内可能形成荚膜使侵袭力增强，该病发展迅速病情险恶。如不及时治疗，常导致死亡；卵磷脂酶、胶原酶、透明质酸酶、DNA 酶等的分解破坏作用，使病菌易穿过肌肉结缔组织间隙，侵入四周正常组织，发酵肌肉和组织中的糖类，产生大量气体，造成气肿；同时血管通透性增加，水分渗出，局部水肿，进而挤压软组织和血管，影响血液供应，造成组织坏死；严重病例表现为组织肿胀剧烈，液气夹杂，触摸有捻发感，可产生大块组织坏死，并有恶臭。病菌产生的毒素和组织坏死的毒性产物被吸收入血；最终患者可因毒血症、休克而死亡。此外；本菌也可经肠穿孔或子宫破裂进入腹腔引起内源性感染消毒不严的人工流产术可导致子宫内膜炎。

(2) 食物中毒:A 型的某些菌株可产生肠毒素,为蛋白质,能耐受消化道蛋白酶的作用,但不耐热。因食入被本菌大量(10^8～10^9)污染的食物(主要为肉类食品)而引起。潜伏期约 10 小时,临床表现为腹痛、腹胀、水样腹泻、恶心、呕吐。1～2 天后自愈。如不进行细菌学检查常难确诊。

(3) 坏死性肠炎:由 C 型产气荚膜梭菌产生的 β 毒素而引起。潜伏期短,发病急,腹痛严重,腹泻、粪便带血,可伴发腹膜炎,循环衰竭致病死率可高达 40%。

2. 防治原则　气性坏疽病原菌种类多,所产生的毒素型别多,抗原复杂;目前尚无预防用的类毒素。预防措施主要是伤口即时清创、扩创、局部用 H_2O_2 冲洗、湿敷,破坏或消除厌氧微环境。具体防治方法见后面章节。

三、肉毒梭菌

梭菌(*C. botulinum*)广泛分布于土壤和动物粪便中,食物被本菌污染后;在厌氧条件下产生肉毒毒素,毒性极强,食后即可引起肉毒中毒,出现特殊的中毒症状。

1. 所致疾病　其所致疾病主要是食物中毒和婴儿肉毒病毒。

2. 防治原则　加强食品卫生管理和监督。个人防护包括低温保存食品,防止芽孢发芽;80 ℃加热食品 20 分钟破坏毒素。对患者应尽早根据症状做出诊断,迅速注射 A、B、E 三型多价抗毒素,同时加强护理和对症治疗,特别是维护呼吸功能,可以显著降低死亡率。

第三节　无芽孢厌氧菌

无芽孢厌氧菌种类繁多;包括革兰阳性和革兰阴性的球菌和杆菌,寄生于人和动物体内的正常菌体,在人体正常菌体中占有绝对优势,是其他细菌(需氧菌和兼性厌氧菌)10～1 000 倍。在肠道菌群中,厌氧菌占 99.9%,大肠涂片镜检可见细菌,而在有氧埃希菌等只占 0.1%。皮肤、口腔、上呼吸道、泌尿生殖道的正常菌群中厌氧菌也占绝对优势。在正常情况下,它们对人体无害;但在某些特定状态下,这些厌氧菌作为条件致病菌可导致内源性感染。随着厌氧培养技术的发展和抗厌氧菌药物的发现,厌氧菌在临床上的重要性越来越受到重视。

1. 感染特征　多为慢性感染,在具备下列感染特征之一时,应考虑无芽孢厌氧菌感染,①发生在口腔、鼻腔、腹腔和肛门会阴附近的炎症、脓肿及其他深部脓肿;②分泌物为血性或黑色,有恶臭;③分泌物直接环境中培养无菌生长;④在有氧环境血培养阴性的败血症,感染性心内膜炎,脓毒性、血栓性静脉炎;⑤使用氨基糖苷类抗生素(如链霉素、卡那霉素、庆大霉素)长期治疗无效者。

2. 所致疾病　无芽孢厌氧菌感染无特定病型,大多为化脓性感染,形成局部炎症、脓肿、组织坏死,也可引起败血症,感染部位遍及全身。

(1) 败血症:厌氧菌败血症约占全部败血症的 10%～20%,多数由脆弱类杆菌引起,其次为革兰阳性厌氧球菌。原发病灶可能是腹腔和盆腔内感染。

(2) 中枢神经系统感染:最常见的为脑肿胀,主要继发于中耳炎、乳突炎、鼻窦炎等邻近感染,亦可经直接扩散和转移而引起。分离的细菌与原发病灶有关,革兰阴性厌氧杆菌最常见。

(3) 口腔感染:大多起源于牙齿感染,主要由消化链球菌、产色黑素类杆菌和核梭杆菌(*F. nucleatum*)等引起。主要包括:牙槽脓肿和下颌骨髓炎;急性坏死性溃疡性齿龈炎(樊尚咽峡炎)和约30%牙周炎病。

(4) 呼吸道感染:厌氧菌可感染上下呼吸道的任何部位,如扁桃体周围蜂窝织炎,吸入性肺炎、肺脓肿和脓胸等。近年来,厌氧菌的肺部感染日益增多,肺炎链球菌性肺炎逐渐减少。呼吸道感染中分离最多的厌氧菌为产黑色素类杆菌、坏死梭杆菌(*F. nerophorum*)、核酸杆菌、消化链球菌等。

(5) 腹腔感染:胃肠道的正常菌群绝大部分为无芽孢厌氧菌,因手术、损伤、肠穿孔等原因引起的腹膜炎、腹腔脓肿等导致粪便漏入腹腔所致,并常为混合感染,与阑尾、大肠相关的感染主要是类杆菌,特别是脆弱类杆菌。

(6) 女性生殖器道感染:盆腔脓肿、输卵管卵巢脓肿、子宫内膜炎、脓毒性流产等女性生殖道的一系列严重感染,厌氧菌是主要病原体。分离最常见的厌氧菌为消化链球菌属、类杆菌、乳杆菌等。

(7) 其他感染性心内膜炎:主要病原体是消化链球菌,其次是脆弱类杆菌;皮肤和软组织感染多因外伤、手术、局部缺血所致。由厌氧菌引起占40%~60%,可沿皮下组织和筋膜扩散而造成广泛的组织炎症和坏死。

3. 防治原则　目前尚无特异性防治方法。手术时应注意体内无芽孢厌氧菌污染伤口,外科清创引流是预防厌氧菌感染的重要措施。

大多数无芽孢厌氧菌对青霉素、克林霉素、甲硝唑等敏感;而对氨基糖苷类及四环素族抗生素不敏感。厌氧菌感染中最常见的脆弱类杆菌能产生β-内酰胺酶,能破坏青霉素及头孢菌素,治疗时需注意。在一个地区对常见厌氧菌株的抗生素敏感性变化的监测,对治疗有重要指导意义。

第四节　气性坏疽的诊断依据

1. 临床表现　伤口出现不寻常的疼痛,局部肿胀迅速加剧,伤口周围皮肤有捻发音,最后大块组织坏死,伴恶臭;并有严重的全身中毒症状,如脉搏加速、烦躁不安、进行性贫血等。

2. 伤口分泌物检查　从深部创口取材,涂片检查有大量革兰染色阳性杆菌,白细胞少且不典型;并伴有杂菌,即可初步报告结果。有条件的可接种血平板、牛奶培养基(汹涌发酵)或疱肉培养基(产气)分离培养。

3. X线检查　伤口肌群间有气体。

第五节　气性坏疽的消毒隔离

1. 入院时,如果疑为气性坏疽患者,应安置在单人病房;设隔离标志并给予专人护理。房间外也应有醒目的隔离标志,房间内备有隔离消毒的基本用物。如洗手消毒液,器械浸泡盆,隔离衣等。

2. 对诊断气性坏疽的伤员实行床旁接触隔离,将患者置于单间。除特护、医师必要检查、处置外，其他人包括医务人员不得进入。谢绝探视、陪伴。

3. 医护人员进入隔离病室时应穿隔离衣，戴口罩及帽子。隔离病室内设专用洗手设备。接触患者及伤口后，应彻底洗手并消毒。

4. 房间内固定有专用治疗及护理用具。主要固定用物包括：各种抢救监护设备、隔离衣等固定使用，不得与他人共用，包括听诊器、血压计、体温表、输液用物等。

5. 各种操作有计划地集中进行。尽量减少出入次数。

6. 应定时消毒病室内空气、物品及地面，病房每日二次消毒，用0.5%片的过氧乙酸擦洗、擦拭病床、床头柜、凳子等，或用1∶1 000～1∶2 000的含氯液擦拭。

7. 尽量使用一次性医疗器械，用后装入塑料袋，贴上隔离标记后焚烧。

8. 所有使用后的一般器械在使用后按消毒－清洗－再消毒的原则执行。先用煮沸消毒应在1小时以上或用2%戊二醛浸泡10小时后，再清洗，然后高压蒸汽消毒。

9. 凡接触患者及伤口污物后应彻底洗刷、消毒双手。医护人员患有呼吸道感染或皮肤有伤口时，应勿接触患者。

10. 患者经3次细菌培养，发现无厌氧菌生长时，解除隔离后，可经沐浴更衣，出隔离室消毒房间及用物时应严格执行隔离患者终末消毒标准。解除隔离或伤员出院后也应严格终末消毒。

11. 对需手术的气性坏疽的伤员，必须在污染手术间进行。

12. 使用过的布类，先用0.5%过氧乙酸浸泡10分钟后再清洗，然后高压蒸汽灭菌。对污染程度大的布类、用过的敷料放入医疗垃圾袋中，并统一焚烧、被褥用紫外线照射1小时或阳光下暴晒。

第六节　气性坏疽的个人防护

1. 进入病房的医务人员必须使用个人防护装备：穿长袖隔离衣，戴一次性帽子(完全遮盖头发)、一次性口罩、消毒手套，穿工作鞋、外套、鞋套等。

2. 所有进入病房人员所用防护用品，出门前放大房间内门口的医疗垃圾袋内。

3. 离开病房后，严格洗手，并使用手消毒剂消毒。

第七节　气性坏疽的治疗方法

1. 根据《抗菌药物临床应用指导原则》，建议选用大剂量抗生素治疗。宜选药物：青霉素＋克林霉素。可选药物：多西环素、氯霉素、头孢曲松或红霉素。手术前就应预防性的静脉滴注抗生素。

2. 在病变区作广泛、多处切开(包括伤口及其周围水肿或皮下气肿区)，切除已无生活力的肌肉组织，直到具有正常颜色、弹性和能流时新鲜血的肌肉为止。

3. 敞开伤口用大量3%过氧化氢溶液或1∶4 000高锰酸钾溶液反复冲洗。术后保持伤口开放并用过氧化氢液湿敷，每日更换敷料数次。

4. 高压氧疗法　回病房后患者持续低流量吸氧以提高机体组织的氧含量，提高抵抗力，局部敞开创口处行高压氧疗法，氧气浓度为7%～8%，可于创口深处放置氧气导管；

破坏厌氧芽孢杆菌的生长环境。有条件的进入高压氧舱，在 3 个大气压纯氧下进行治疗，以物理状态溶解在血内的氧比平时增加 20 倍左右，可提高整个机体组织的氧含量，抑制气性坏疽的生长繁殖，并使其停止产生毒素。具体方法是第一天 3 次，每次 2～4 小时；以后每天 2 次。

5. 全身支持疗法　少量多次输血，纠正水与电解质代谢失调，给予高蛋白、高热量、富维生素、易消化饮食，止痛、镇静、退热等全身支持疗法，以保证患者的营养摄人和增强机体抵抗力。气性坏疽抗毒血清对气性坏疽的防治效果不佳，仅能起到暂时缓解毒血症的作用，而且还有使患者发生过敏反应的危险，现在已很少应用。

第八节　气性坏疽患者的术后护理

一、严密观察生命体征

设立专人护理，严密观察患者的生命体征，保证及时准确的观察记录生命体征的变化，及时调整治疗和护理方案，每 30 分钟观察神志、测体温、脉搏、呼吸、血压、尿量 1 次，警惕感染性休克和败血症的发生。记录 24 小时液体出入量，如液体已补足、血压正常时，尿量持续<20 ml/h，防止急性肾衰竭的发生；由于创伤程度及病情重，防治多器官功能障碍而危及生命，要求护理人员细致观察微小病情变化。

二、建立隔离病房

将患者置于单人病房，门口设隔离标志，并使温度保持在 18～20 ℃为宜，湿度保持在 50%～60%为宜。用 3%氯制剂消毒液擦洗地面 2 次/日，每日持续紫外线循环风行空气消毒，紫外线循环风无需遮挡患者的眼睛及身体裸露部分。所用治疗用品、器械单独使用，并固定室内用物，用过的止血带、输液袋、治疗盘等用 0.5%氯制剂消毒液浸泡，血压计、听诊器用 4%甲醛熏蒸消毒。特护人员专门排班，有深部伤口及特殊生理周期的护理人员不予安排护理患者，护理人员做好自我防护，穿隔离衣、戴一次性口罩、帽子、橡胶手套。特护人员不得接触普通患者，以免交叉感染，用后的一次性物品用氯制剂浸泡消毒 30 分钟后统一焚烧。同时对患者家属做好健康宣教工作，讲述疾病的危害性，避免不必要的探访，以防疾病的蔓延。

三、心理健康指导

气性坏疽由于剧烈疼痛，发展迅速，且突然的刺激也使患者产生一些特殊的心理反应，如焦虑、紧张、恐惧。有些患者很难接受失去一侧肢体的现实，情绪烦躁不安，对前途悲观失望，不肯接受治疗与护理。因此，护士应同家属亲友密切配合，针对患者的心理活动，耐心疏导做好解释工作，进行健康知识宣教，不怕脏不怕累，以诚相待做好一切生活护理。积极鼓励他们正确面对现实，树立战胜疾病的信心，以积极的态度配合医师、护士完成一切治疗和护理。

第九节　气性坏疽的预防措施

1. 对一切开放性创伤，特别是有泥土污染和损伤严重、无活力的肌肉者，最好在伤后 6 小时内清创；如受伤已超过 6 小时，可加用大量抗生素的使用下，进行彻底的清创术。

2. 伤口在清创后，一般应敞开引流，不予缝合。

第十节　气性坏疽的废物处理

一、病理性废弃物

包括手术截除肢体、脏器、病理标本等；应用黄色并印有“感染性废弃物”标记的专用塑料袋装。袋内只能装物 80%，留有封紧袋口的余地。封好后的袋子交相关部门焚烧处理。

二、感染性废弃物

包括纱布、棉花、绷带等，也可用上法装袋和焚烧处理微生物室产生的标本；培养基、吸管等应先经高压灭菌处理后再交送相关部门焚烧处理。

三、患者的废弃物

包括排泄物及生活垃圾等，固体部分装袋、密封并标记后交相关部门焚烧处理；尿液用 1∶1 000 或 1∶2 000 的含氯消毒液处理 30 分钟后，再倒入便池中。

第十一节　气性坏疽患者的麻醉方法

一、局麻或局麻＋基础麻醉

单纯清创手术可选用局麻或局麻＋基础麻醉。局部浸润麻醉药宜选用 0.25%～0.5%利多卡因为宜，区域阻滞麻醉可选用 1 片利多卡因。利多卡因一次极量为 400 mg；它具有渗透性强、起效迅速、麻醉时间较普鲁卡因长、效果完善等优点。凡作局部浸润或区域阻滞时，应注意分层浸润，防止药物进入血管，或一次大量造成局麻药中毒。在完善的局麻下，为减少伤员全身不适反应，或加强局麻作用(某些部位是无法用局麻的如骨性组织)可加用基础麻醉(也称强化麻醉)。常用药物为麻醉性镇痛药和某些镇静药物复合使用，如哌替啶 1～2 mg/kg＋异丙嗪 0.5～1 mg/kg 肌内注射，或哌替啶 1 mg/kg＋异丙嗪 0.5 mg/kg 静注；氟哌利多 2～3 mg＋芬太尼 0 05～0.1 mg 静注；吗啡 5～10 mg＋东莨菪碱 0.3 mg 静注；丙泊酚 200 mg＋芬太尼 0.1 mg 混合液行静脉微量泵输注或静滴，以丙泊酚剂量为 1～2 μg/(kg・min)速度输注，即可达到良好的镇静和镇痛作用，并能呼之即醒，便于护理。

二、臂丛神经阻滞

伤情较轻的上肢手术尽可能选用臂丛神经阻滞。肌间沟法常用局麻药为 2%利多卡因 10 ml＋1%罗哌卡因 20 ml 或 0.75%丁卡因 20 ml。腋路臂丛的用量较大，为 2%利多卡因 20 ml ＋1%罗哌卡因 20 ml 或 0.75%丁卡因 20 ml。注意切勿进入血管，术前咪哒唑仑 2～3 mg 静脉注射为宜。损伤范围小的手术也可用区域神经阻滞。

三、腰麻，连续硬膜外麻醉或硬膜外/腰麻联合麻醉

由于感染的因素，椎管内麻醉的使用要少得多，但对下肢手术尤其在膝关节或其以下的部位的手术，腰麻或硬膜外/腰麻联合麻醉效果完善，安全，方法简便。腰麻可选用 1%丁卡因或 0.5%丁哌卡因 8～15 mg 或 0.5%罗哌卡因 8～15 mg，腰麻/硬膜外联合麻醉可用单点法，患侧向下。单纯腰麻适用于手术时间小于 2 小时的手术，硬膜外/腰麻联合麻醉适用于手术时间大于 2 小时的手术。椎管内麻醉方法效果确切,安全可靠。

四、下肢神经阻滞

下肢支配神经不像臂丛那样具有丛状解剖结构,使之不易在相对表浅部位注射局麻药而被阻滞。因此,下肢神经阻滞技术要求更高;需要更多的培训和实际操作才能熟练掌握;以往下肢神经组织依靠找异感和阻力消失定位,或在神经周围作浸润注射,成功率相差甚大。穿刺针、导管、神经刺激器技术和 B 超引导技术的进展使穿刺准确定位和阻滞成功率得到了提高。加快了下肢神经阻滞的发展。单侧肢体的手术即可采用腰丛加坐骨神经阻滞麻醉或股神经加坐骨神经阻滞麻醉。特别是神经刺激器的应用,更加提高了麻醉的成功率。神经刺激器定位法即利用神经刺激器定位针发出神经电刺激,在穿刺针到达神经附近时引起该神经支配区域肌肉出现由该刺激引起的肌肉跳动。根据刺激大小及跳动幅度判断针尖与神经的距离。在获得满意距离时注入麻醉药物,即可阻滞神经。

1. 腰丛神经阻滞

(1) 腰丛神经阻滞的定位:患者取侧卧位,髋关节屈曲,患肢置于上部。两侧髂嵴连线向患侧偏移 3 cm 作标记。常规消毒铺巾。以长 10 cm 的神经刺激针垂直进针并滑过横突。神经刺激器将电流开至 1.0 mV 诱发出股四头肌运动反应,当出现明显的股四头肌动后逐渐减小神经刺激电流,当电流小于 0.4 mV 时如仍有股四头肌运动可确认穿刺针已抵达理想位置,然后注入局麻药 0.4%的罗哌卡因 30 ml。需要强调的是,必须结合坐骨神经阻滞才能麻醉整个下肢。而单纯腰肌间隙腰丛神经阻滞可用于膝关节和髋关节大手术后术后镇痛。

(2) 腰丛神经阻滞副作用和并发症:后路法腰肌间隙阻滞进针过深可致局麻药注入硬膜外腔,蛛网膜下隙或血管内出现并发症,神经损伤也是一个潜在的危险。

椎旁入路腰丛神经阻滞会因局麻药扩散而出现交感神经阻滞。但一般无不良后果。避免选择脊麻或硬膜外麻醉作下肢阻滞的理由之一是避免交感阻滞,因此如果出现交感阻滞则腰肌间隙阻滞的优势被削减。

2. 坐骨神经阻滞

(1) 坐骨神经阻滞的定位:由于坐骨神经的感觉支配范围广,可联合隐神经和股神经阻滞用于膝关节以无需止血的各种手术,也可与其他外周神经阻滞联合用于膝关节和大腿手术。如联合腰肌间隙腰丛神经阻滞,可获得满意的单侧下肢麻醉效果。经典Labat 后路穿刺法,要求患者侧卧,阻滞侧大腿膝关节向前弯曲,脚跟腱置于下侧非手术腿的膝关节上,在股骨大转子与髂后上棘之间作一连线,在线的中点作垂直线(3～5 cm)相交于大转子与骶管裂孔之间的连线上,此交点即为穿刺点。常规消毒铺巾,以长 10 cm 的神经刺激针垂直进针,神经刺激器将电流开至 1.0 mV 诱发出腓肠肌运动反应/当出现明显的腓肠肌运动后逐渐减小神经刺激电流,当电流小于 0.4 mV 时如仍有腓肠肌运动可确认穿刺针已抵达理想位置;然后注入局麻药 0.4%的罗哌卡因 30 ml,若遇到骨质,针尖向内或向外改变方向进针。

(2) 坐骨神经阻滞的副作用与并发症:坐骨神经阻滞操作有一定难度且较为疼痛,并有发生血肿的可能。尽管神经麻痹通常可恢复,但有神经损伤的报道。坐骨神经阻滞还可以出现轻微的血管舒张作用。

3. 腰丛神经阻滞联合坐骨神经阻滞　可获得理想的单侧下肢麻醉效果。与椎管内麻醉比较，其麻醉时体位较椎管内麻醉更为舒适和方便。当患者血小板减少等凝血异常时，该联合阻滞可部分替代椎管内麻醉，避免部分心肺功能较差患者改为全身麻醉。但其药物用量过大。要密切观察患者生命体征，及早发现局麻药中毒。

4. 股神经阻滞

(1) 股神经阻滞的定位：患者仰卧，在髂前上棘与耻骨结节作一连线为腹股沟韧带，在连线上找到股动脉。常规消毒铺巾，以上述神经刺激器使用方法在动脉外侧进针。通常股神经前支先被找到，电刺激时出现大腿内侧表面的缝匠肌收缩，但这并不是准确定位的标志，应针尖稍向外侧重新穿刺和增加进针深度，抵达股神经后支时电刺激引发股四头肌收缩和髌骨向上运动，即可注 0.4%的罗哌卡因 30 ml。

(2) 股神经阻滞的副作用及并发症：由于注射点接近动脉，易误伤动脉形成血肿或将局麻药注入血管内。解剖上神经和动脉都有鞘膜分隔，彼此相隔约 1 cm。大多数解剖正常的患者都能触到股动脉搏动，有助于准确地从搏动外侧安全进针。有股动脉血管桥者为股神经阻滞的相对禁忌证。股神经阻滞造成神经损害较为罕见。

五、静脉复合麻醉

静脉复合麻醉具有诱导迅速；平稳、呼吸无刺激、操作简单、无燃烧、不爆炸等优点，是外科最常用的全麻方法。

静脉复合全麻可分简单静脉输注（单次注入＋静滴或分次推注）和气管内插管静脉复合麻醉两种。

1. 简单静脉推注　适用于时间短、肌肉松弛要求不高、呼吸道易控制的简单清创手术，选用作用快、镇痛性强的镇静、镇痛药复合，如 2.5%硫喷妥钠 3～5 m/kg 静注；待伤员睫毛反射消失；可复合芬太尼 2～3 μg/kg 静注，术中 30～60 分钟可酌情追加上述药量的 1/3～1/2，但硫喷妥钠总量不宜超过 1 g。氯胺酮与咪哒唑仑复合，镇痛强，对呼吸循环功能干扰小；术后苏醒快。也可用氯胺酮 1～2 mg/kg＋咪哒唑仑 5 mg 静注诱导，氯胺酮 4～5 mg/kg 肌内注射维持，或 1%氯胺酮静滴维持。也可用丙泊酚 2～2.5 mg/kg＋芬太尼 2 μg/kg 维持丙泊酚剂量为 1～2 μg/(kg・min)速度输注，即可达到良好的镇静和镇痛作用；必要时追加芬太尼 50 μg。

2. 气管内插管静脉复合麻醉

诱导方法：①2.5%硫喷妥钠 4～5 mg/kg＋咪哒唑仑 4～5 mg＋芬太尼 2 μg/kg＋维库嗅铵 0.1 mg/kg；②丙泊酚 1～2 mg/kg＋咪哒唑仑 4～5 mg＋芬太尼 2 μg/kg＋维库溴铵 0.1 mg/kg；③依托咪酯 0.3 mg/kg＋咪哒唑仑 4～5 mg＋芬太尼 2 μg/kg＋维库溴铵 0.1 mg/kg 静注后行气管内插管。气管插管前喉头也可进行表面麻醉。

麻醉维持：多种方法可供选择：①丙泊酚 1.5～ 2.5 μg/(kg・min)，间断静注芬太尼 1～2 μg/kg 和维库溴铵 0.04～0.05 mg/kg 维持；②丙泊酚 1.5～2.5 μg/(kg・min)，瑞芬太尼 1.5～2.5 ng/(kg・min)，间断静注维库溴铵 0.04～0.05 mg/kg 维持；③也可用氯胺酮、芬太尼、东莨菪碱等进行复合麻醉。

3. 静脉复合麻醉注意事项

(1) 根据手术方式和手术时间选择不同静脉麻醉方法，凡手术复杂、时间长者均应行气管内插管，以保证呼吸通畅和充分供氧。

(2) 尽管静脉复合麻醉优点很多，但麻醉管理不可忽视，尤其对未作气管内插管的伤员，要特别注意呼吸道的通畅和对呼吸抑制的观察，并做好插管的准备；静脉麻醉时若麻醉偏浅，可加局麻辅助。遇到手术刺激强度大的步骤应追加镇痛药。需肌松的手术，必须实施气管内插管，控制呼吸，肌松药用量要足够；麻醉剂的调整幅度不可过大；术毕提前停药；术后可用拮抗药拮抗，便于尽早清醒拔管。

第十三章　创伤麻醉中监测技术

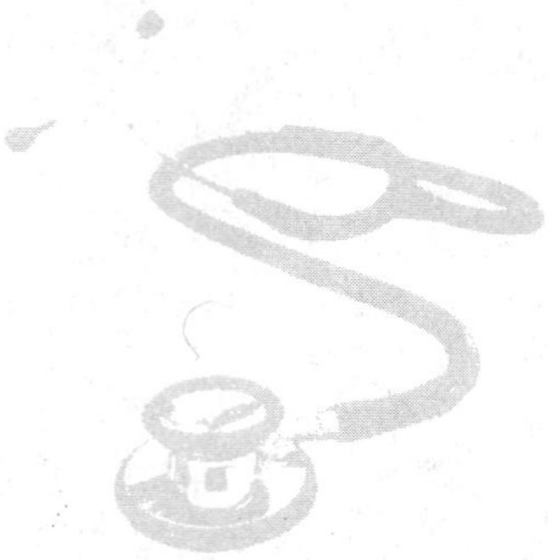

第一节　无创监测技术

无创伤麻醉监测(简称无创监测)技术是临床和科研上最常用的生命体征监测技术,其优点是对被监测者无直接性损伤,方便、快捷,几乎无并发症等优点。主要包括心电图(ECG)、心率(HR)、血压(BP)、脉搏氧饱和度(SPO_2)、体温(T)、脑电图(EEG)等,其中最常用的是前4项。由于目前使用的仪器多为多功能监护仪,在此一并讲述。

一、使用对象

有条件的情况下,凡是病情危重需要进行持续不间断的监测心搏的频率、节律与体温、呼吸、血压、脉搏及经皮血氧饱和度的创伤患者。

二、心电监护操作程序

1. 准备物品　主要有心电监护仪、心包血压插件连接导线、电极片、生理盐水棉球、配套的血压袖带。

2. 操作程序。

(1) 连接心电监护仪电源。

(2) 将患者平卧位或半卧位。

(3) 打开主开关。

(4) 清理患者胸部贴电极处皮肤。

(5) 贴电极片(已有导电糊)连接心电导联,屏幕上心电示波出现。

(6) 将袖带绑在至肘窝3～6 cm处,即可进行血压测量。

(7) 脉搏氧饱和度探头可根据患者时伤情和探头形状固定于手指、脚趾、耳垂等身体末端血流丰富处,即可连续监测 SPO_2 和脉率。

三、通常使用心电监护仪时用的电极以及各电极安放的位置(5导联模式)

右上(RA):胸骨右缘锁骨中线第1肋间;

右下(RL):右锁骨中线剑突水平处;

中间(C):胸骨左缘第 4 肋间;

左上(LA):胸骨左缘锁骨中线第 1 肋间;

左下(LL):左锁骨中线剑突水平处。

四、监护系统监测心电图时主要观察指标

1. 定时观察并记录心率和心律。

2. 观察是否有 P 波,P 波的形态、高度和宽度如何。

3. 观察 P-R 间期、Q-T 间期。

4. 观察 QRS 波形是否正常,有无“漏搏”。

5. 观察 T 波是否正常。

6. 注意有无异常波形出现。

五、注意事项

1. 若存在规则的心房活动,则应选择 P 波显示良好的导联。

2. QRS 振幅应＞0.5 mV,以能触发心率计数。

3. 心电监护只是为了监测心率、心律变化;若需分析 ST 段异常时要详细地观察心电图变化,应做常规导联心电图。

六、血压监测

1. 主要功能　它分为自动监测,手动监测和持续监测及报警装置。手动监测是随时使用随时启动“开始”键;自动监测时可定时,人工设置循环时间,机器可自动按设定时间监测;设置持续监测时,机器持续监测数分钟,一般为 5 分钟。机器在这 5 分钟内不断充气、放气,直至测出结果。

2. 使用血压监测仪时应注意　①应注意每次测量时应将袖带内残余气体排尽,以免影响测量结果。②选择好合适的袖带,袖带的宽度一般为上臂长度的 2/3。③如发生上肢创伤不能绑袖带时,可考虑将袖带绑于小腿甚至大腿部位,但要注意下肢血压的收缩压高于上肢,而舒张压低于上肢。

七、脉搏血氧饱和度监测

1. 用经皮血氧饱和度监测仪红外线探头固定在患者指(趾)端,监测到患者指(趾)端小动脉搏动时的氧合血红蛋白占总血红蛋白的百分比。

2. 注意事项　①使用时应固定好探头,尽量使患者安静;以免报警及不显示结果。②因为探头为红外线或红射线,所以照蓝光的患儿应将探头覆盖,避免直接照射,损伤探头。③严重低血压、休克等末梢循环灌注不良时,可影响其结果的准确性。

八、使用多功能监护仪注意事项

1. 若监护仪出现报警,应在观察患者的同时检查监护仪是否存在故障。

2. 一旦发现是患者原因应积极进行处理或抢救。

3. 如患者表现正常而监护仪持续报警,则应及时对监护仪进行调整或更换。

4. 要根据监护仪使用说明尽量采取措施排除干扰。

5. 对监护仪上各种波形尤其是 ECG 波形出现异常时,不能过多地考虑为干扰因素而延误真正病情的治疗。

第二节　有创监测技术

创伤性血流动力学监测(invasive hemodynamic monitoring)通常是指体表插入各种导管或监测探头到心腔或血管腔内,利用各种监测仪或监测装置直接测定各项生理学参数。通过对所测得的数据进行分析和演算获得数量的概念,从而全面了解病,清,有利于对疾病的诊治和预后评估。目前常用的为有创桡动脉监测、有创中心静脉压监测、Swan-Ganz 导管相关监测及最新发展起来的脉波指示剂连续心排量监测(PICCO)等。

一、桡动脉穿刺及监测技术

(一) 动脉置管适应证

适用于需要用直接动脉血压连续监测的血压以及每搏动脉波形变化的患者。包括:

1. 状况变化快速的患者,例如大出血或败血症。

2. 使用作用快速的血管活性药,如:大部分通过静脉的血管扩张药和心肌兴奋药,以及麻醉诱导药和心血管系统的某些强力的抗心律失常药。

3. 重大的医疗措施,如大手术或复苏。

4. 采集血样(动脉血气分析或血常规),动脉穿刺置管特别适用于需要多次采集情况,避免了穿刺损伤。

(二) 桡动脉穿刺前准备

1. Allien's 实验　Alien's 实验可用于检测侧支循环。握住手并触及桡动脉和尺动脉,患者的拳头紧握时用力压迫两根动脉以阻断血流,放开尺动脉然后观察手的血液充盈情况,整只手正常情况下应该在 15 秒内恢复颜色。再在桡动脉重复上述操作。这个方法可以证明侧支循环的存在/提示可以安全地对任一血管进行置管。

2. 左手外展,左腕部垫一长条形小枕,手指用胶布固定,局部清洁。

3. 沿动脉走行画一直线,与近心端腕横纹交点处标记即为穿刺点;行局部消毒,并行穿刺点局部麻醉。

(三) 桡动脉穿刺

1. 检查专用动脉穿刺针　①普通静脉穿刺针;②专用动脉穿刺针(带导丝)。

2. 置管。

3. 直接置管:左手摸清动脉走向,右手拇、食、中指持针;从穿刺点进度,按照触诊的方向进针直至血液冲出,然后把套管置入动脉。

4. 如果血管定位困难,可以在进针直至看到血液冲出后,再前进少许,然后再退出针芯,缓慢外拔套管直至有流畅的血液流出,再进一步把导管置入动脉。

5. Seldinger 技术　使用一个穿刺针穿刺到动脉,通过穿刺针放入导丝进入动脉,拔去穿刺针,在导丝引导下植入导管,然后再移去导丝。

(四) 动脉置管的并发症

1. 连接脱开将导致大出血,特别是婴儿。

2. 误注药物　动脉管道容易被误认为普通的静脉通道而误注药物,一些药物可破坏血管壁;给每条通道贴上标签有助于避免这种事故。

3. 使用桡动脉置管后可发生高达 50%的阻塞率:引起阻塞的原因可能和一些因素

有关，如导管的形状、在动脉内的长度、材料以及肝素输注的速度等。另外患者的因素方面如动脉粥样硬化和血管的临床状态也会产生影响，比如在休克的患者如果肝素输注较差将会有较大的影响。而导管末端产生的栓子如果被冲到血管远端将会产生栓塞。

4. 感染　导管上有菌落极为常见；但是败血症却很少见，包括切开置管等操作将增加感染的危险性；一般主张导管留置不超过 3～4 天。

5. 大动脉没有侧支循环，肘动脉、腋动脉和股动脉等，这些血管的血栓形成将使动脉的远端缺血（足和手部都有侧支循环）。

6. 动脉瘤形成　一些部位的血管容易形成动脉瘤，股动脉较粗，一旦发生问题将引起严重的后果。

7. 股动脉接近神经，穿刺可引起神经的损伤。

8. 血肿形成　在治疗结束拔管时可引起血肿形成。

（五）动脉压监测

所有的有创血压监测技术都需要使用充满液体的传导系统，虽然目前不同单位使用的装置可能不同，但均包括导管、换能器；压力延长管、传感器相监护仪，其中换能器、连接管道以及冲洗装置、动脉置管的位置是影响监测效果及准确性的主要因素。

二、中心静脉压穿刺及监测

（一）适应证

中心静脉压是测定位于胸腔内上、下腔静脉或右心房内的压力；是衡量右心功能的主要指标。其适应证有：

1. CVP 监测可以提供右心室充盈庄的信息，有助于诊断右心室衰竭（心室的血流阻塞如肺动脉栓子或者心室填塞均可产生同样的波形），可提供需增加容量的指征，即通常所说的扩容。

2. 使用 CVP 监测患者容量状况的条件下可以进行快速的液体输注。

3. 使用药物，比如血管扩张药；可以使用 CVP 观察其对右心压力的影响。

4. 肠道外营养或使用浓度高的药物，高流量快速输注将减少局部的刺激性。

（二）穿刺置管的途径

通过不同部位的静脉均可置管到中心静脉，但鉴于操作的难度及并发症的考虑，目前常用的是颈内静脉、锁骨下静脉、颈外静脉及股静脉的穿刺置管及监测。

穿刺置管前准备：穿刺针、导引钢丝、深静脉导管、扩皮刀等（一次性穿刺包）。

1. 颈内静脉穿刺及置管技术 颈内静脉穿刺依据穿刺点与胸锁乳突肌的位置关系分为三种进路，即前路、中路和后路。

（1）前路：患者平卧，头略偏向对侧，标记笔分别标示胸锁乳突肌前缘、颈动脉及甲状软骨上缘，所形成的三角形区域即为穿刺点，进针方向指向同侧的乳头方向；消毒铺巾；5 ml注射器定点，Y 形针穿刺，置入导丝，扩张器扩皮，置入导管，肝素盐水冲洗；固定。

（2）中路：患者平卧，头略偏向对侧，定位胸锁乳突肌胸骨端后缘、锁骨端前缘及锁骨内侧缘静脉切迹，胸锁乳突肌三角顶点为穿刺点，进针方向指向静脉切迹；消毒铺巾；穿刺置管；固定。

（3）后路：患者平卧，头左偏，肩下垫高，定位胸锁乳突肌外侧缘、锁骨上 3 横指处为进针点，进针方向指向胸骨上窝；消毒铺巾；穿刺；固定。

2. 锁骨下静脉穿刺及置管技术　分为锁骨上进路及锁骨下进路两种。

(1) 锁骨下进路：患者平卧，肩部垫高/上肢垂于体侧并略外展，定位锁骨中外1/3交点下1～2 cm为穿刺点，标记锁骨，胸骨上窝及穿刺进针方向；消毒，铺巾；穿刺并放置导管；固定。

(2) 锁骨上进路：患者肩部垫高，头尽量偏向对侧并暴露锁骨上窝，定位胸锁乳突肌锁骨头外侧缘及锁骨，在锁骨上约1 cm处进针，穿刺针与锁骨成45°，针干保持水平，指向胸锁关节进针，标示进针方向；消毒铺巾；穿刺置管；固定。

3. 颈外静脉穿刺及置管技术　患者平卧，头偏向对侧，按压颈外静脉近心端，使静脉充盈，标记颈外静脉，消毒铺巾，穿刺置管，遇有静脉瓣或锁骨下静脉转角处，可利用导引钢丝调整位置尝试放入。

4. 股静脉穿刺置管技术　患者平卧，暴露股静脉区域，标示腹股沟韧带、股动脉走行，标示腹股沟韧带下2～3 cm、股动脉内侧0.5～1 cm为穿刺点；针尖指向肚脐方向；消毒铺巾；穿刺置管(如用于CVP监测，则需置入较长导管)固定。

(三) 禁忌证

1. 凝血障碍　对于颈内静脉特别是锁骨下静脉穿刺是严格的禁忌证，后者在凝血功能障碍的患者可能造成难以止血。

2. 肺部疾病　特别是肺气肿和肺大疱应慎用锁骨下静脉穿刺，因为引起气胸的危险性将增加。

3. 在体格较差和氧和功能障碍的患者应特别小心使用可能引起肺损伤的穿刺技术。

(四) CVP监测技术

1. CVP监测所需装置与ABP基本相同。

2. 影响CVP测定值的因素。

A. 导管的位置。

B. 标准的零点。

C. 胸膜腔内压。

D. 连接管道的通畅度。

(五) 穿刺及监测的并发症

1. 心包填塞。

2. 气胸。

3. 血胸、液胸。

4. 空气栓塞。

5. 血肿。

6. 感染。

三、肺动脉压监测技术

肺动脉压临床监测技术的应用是有创监测的在近40年来的主要进展，其对于了解左心功能、估计疾病的进程、研究心脏对药物的效应、评价新的治疗方法以及诊断和治疗心律失常、鉴别各种原因的休克、帮助诊断右心室心肌梗死、心包填塞、肺梗死和急性二尖瓣反流等均有非常重要的意义。

(一) 临床适应证

1. 监测心肌梗死后的状态　评估血流动力学状态，还可以监测充盈压和心排出量，用以反映左心的功能。

2. 心血管手术用来调控心血管功能。

3. 大手术 在心功能失代偿的患者进行大手术前的调整，以利手术。

4. 复苏 例如在输液时血流动力学不稳定，可以监测左心功能和液体情况。

5. 脓毒症休克 用来监测左心功能和液体情况并对其进行调控。

6. 先兆子痫和子痫 监测液体情况和血容量。

7. 诊断肺动脉高压和低压性肺水肿。

8. 监测氧输送，调整通气和灌注在最佳状态。

(二) 穿刺置管技术

1. 穿刺置管前准备

(1) 连接好换能器、冲洗装置、各种连接管道及监护仪，管道内充满肝素盐水，测试换能器，调零并校正。

(2) 除颤器及各种急救药物。

(3) 穿刺鞘管。

(4) 漂浮导管。

2. 穿刺置管

(1) 选择右侧颈内静脉作为置管静脉，局部标记，消毒铺巾。

(2) 检查穿刺鞘管是否合适。

(3) 漂浮导管各腔充满肝素盐水，检查前端气囊是否漏气；颈内静脉前路穿刺并放置导引钢丝。

(4) 沿导引钢丝插入套有导管鞘的扩张器，扩张皮肤及皮下组织，置入导管鞘，拔除钢丝及扩张器，检验导管鞘位置是否正确。

(5) 漂浮导管连接换能器，检查监测系统的敏感性。

(6) 将气囊导管置入导管鞘内约 20 cm，前端套囊充气，此时显示 CVP 波形。

(7) 继续置入导管，进入右心室/此时波形呈现高大右心室压力波形。

(8) 继续置管，压力波形变为收缩压基本不变、舒张压抬高的肺动脉波形。

(9) 继续置管，导管前端将到达肺动脉的分支，当套囊阻塞肺动脉的分支时，出现类似于肺动脉舒张压的波形，即肺毛细血管楔压(pulmonary capillary wedge pressure, PAWP)，松开气囊，将重新出现肺动脉压的波形，说明漂浮导管置入成功。

(10) 固定导管位置。

(11) 固定鞘管。

(三) 不同穿刺部位导管的置入长度(表 13-1)

表 13-1

导管尖的位置	穿刺点	导管的大约长度(cm)
上腔静脉/右心房	颈内静脉	10～20
上腔静脉/右心房	锁骨下静脉	10～15
	股静脉	30～40
右心室	颈内静脉	30～40

续表

导管尖的位置	穿刺点	导管的大约长度(cm)
肺动脉	锁骨下静脉	25～30
	颈内静脉	40～55
	锁骨下静脉	35～45
	股静脉	55～70

(四) 肺动脉导管的临床用途

1. 测压　通过肺动脉导管可以监测 CVP、肺动压(pulmonary arttery pressure, PAP)、PCWP。

2. 测定心排量(cardiac output, CO)　根据导管及监护仪的不同,又可分为热稀释法间断监测和连续法监测。

3. 记录心腔内心电图和心室时临时起搏(需特殊导管及装置)。

4. 混合静脉血氧饱和度(SvO_2)连续测定。

5. 采取混合静脉血标本。

6. 计算血流动力学其他参数。

(五) 肺动脉导管置入的并发症

1. 心律失常。

2. 气囊破裂。

3. 肺栓塞。

4. 肺动脉破裂和出血。

5. 导管打结。

6. 心肌和瓣膜损伤。

7. 感染。

8. 血栓形成。

四、脉波指示剂连续心排量监测及穿刺技术

脉波指示剂连续心排量(pulse indicator continuous cardiac output, PiCCO)监测技术是最新应用于临床的有创心排量监测技术,其不仅可以监测心排出量,还可通过计算得出肺水量等一系列参数,对临床危重患者的诊断和治疗有着非常重要的使用价值。

(一) 临床适应证

同"肺动脉压监测技术"的"临床适应证"对于严重心律失常或存在出现严重心律失常可能的患者更为适用。

(二) 穿刺置管技术

1. 颈内静脉穿刺技术同前。

2. 股动脉穿刺技术

(1) 暴露腹股沟部位并清洁。

(2) 标记腹股沟韧带及股动脉走行、T 腹股沟韧带中点下 2～3 cm 为穿刺点。

(3) 消毒、铺巾。

(4) 专用动脉穿刺针 G 动脉走行向近心端进针,见有鲜红色血液喷出时停止进针。

(5) 置入导丝。

(6) 沿导丝扩张皮肤及皮下。

(7) 放入动脉导管。

(8) 固定。

(三) 监测技术

1. 依照监护仪连接说明分别连接股动脉监测导管及颈内静脉监测导管。
2. 调零;冰盐水定标。
3. 连续监测 CO、心指数(cardiac index,CI)及血管外肺水等指标。

第十四章　创伤患者的心肺脑复苏

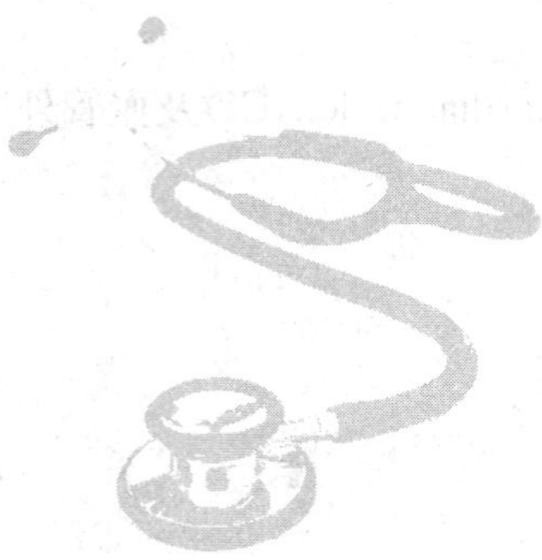

第一节　创伤患者出现心搏骤停的常见原因

1. 心脏创伤。
2. 心包填塞。
3. 缺氧。
4. 休克。
5. 电解质紊乱。
6. 严重低血糖。
7. 严重颅脑外伤。
8. 药物影响。
9. 迷走神经反射。
10. 心脏原发性疾病。

第二节　心搏骤停的先兆症状

1. 低血压。
2. 心动过速。
3. 胸痛。
4. 呼吸困难。
5. 发热。
6. 烦躁。
7. 意识丧失。

第三节　心搏骤停的诊断

1. 神志突然消失或昏迷。

2. 大动脉搏动消失。

3. 血压突然测不到,心音听不到。

4. 创面突然出血停止。

5. 病人黏膜和皮肤呈苍白或发绀。

6. 呼吸停止或出现叹息式呼吸。

7. 双侧瞳孔散大、固定。

8. 心电图呈细颤或停搏。

第四节　现场复苏过程中的基本生命支持

1. 基本心肺复苏(CPR)　有心血管急救规则的基础,包括开放气道支持、人工呼吸和心脏按压;强调在心肺复苏期间增加了每分钟胸外按压的次数和减少胸外按压的间歇。重视"生存链",生存链具体如下:

(1) 早期识别和启动急救医疗系统(EMS)或联系地急救反应系统:呼叫"120"。

(2) 早期 CPR:立即进行 CPR 可使室颤(VF)的突发心脏骤停(SCA)者生存率增加 2～3 倍。

(3) 早期进行电击除颤:CPR 加 3～5 分钟内的电击除颤可使生存率增加 49%～75%。

(4) 早期由医务工作者进行复苏后的高级生命支持。

2. 呼救　包括呼叫伤员并寻求帮助。

3. 开放气道并辅助通气　将患者头颈后仰,轻抬下颌以解除舌后坠。及时清理口腔和气道内的异物;残留物和分泌物,及早开始实施人工呼吸,有条件的情况下可以使用口咽通气道、呼吸囊等辅助通气装置,根据患者的身体情况,以每次吹入 8～10 ml/kg 为宜,均应持续吹气 1 秒以上,注意观察胸廓起伏以判断通气的效果。

4. 胸外心脏按压　救助者按压时应在胸部正中,胸骨的下半部,两乳头之间,或按压的部位位于胸骨的中下 1/3 处。按压胸骨的幅度为 4～5 cm,按压与胸廓弹回/放松的时间接近。按压频率为 100 次/分钟,用力按压、快速按压,保证胸廓充分回弹和胸外按压间歇最短化。对所有年龄(新生儿除外)的患者实施单人急救时,单次(一般地)按压/通气比例为 30∶2。

5. 胸部创伤患者应注意断裂的肋骨有刺破肺的危险,剧烈的按压可能加重已存在的心脏创伤。

6. 有氧供应的条件下应尽早在辅助通气中提高氧浓度,以增加通气的效果。

7. 严重出血的患者应在复苏的同时进行积极有效的止血措施。

8. 自我保护　现场抢救患者可能因电击、毒物中毒、废墟压迫等原因所致心搏骤停,抢救前必须保证患者已脱离电源、毒物并转移到安全地带,必要时可采用适当的防护设施。

第五节　心肺脑复苏的高级支持

1. 气道管理　进入复苏的高级阶段应在早期寻求更加安全稳妥的气道管理方案，气管内插管是最常用的方法，在气管插管困难的情况下可以考虑口(鼻)咽通气道、喉罩、气管食管联合导管，但均应注意有引起胃内容物反流和误吸的危险。紧急情况下或者估计需长期支持通气的患者可以采用气管切开的方式。

2. 胸外电击除颤　有条件的情况下应尽早实施除颤，除颤前使用肾上腺素等药物促使细颤变为粗颤将大大提高除颤的效果。电极的上极在胸骨上端右侧锁骨下，下极放在心尖部，女性应避免乳房组织。双相除颤器首次电击应用 200 J 其后选用相同或更大剂量；单相除颤器首次电击采用 360 J 随后使用相同电能。电击 1 次后而非电击 3 次后立即进行心肺复苏(开始胸外按压)。

除颤的步骤：

(1) 打开电源。

(2) 电极板涂导电糊。

(3) 电极板放置正确的位置。

(4) 检测 ECG 波形，确认为室颤。

(5) 选择非同步除颤。

(6) 充电。

(7) 确认工作人员与患者无接触。

(8) 同时按压两个电极板的放电按钮；放电。

(9)检查心电图。

(10)必要时可重复或改变输出能量再次除颤。

3. 药物治疗　在心脏复苏困难的情况下，如下药物可提高心脏复苏的效果：

(1) 肾上腺素：是心搏骤停复苏过程中的首选药物，在心脏按压的同时使用肾上腺素，可以使较大部分的早期复苏患者心跳恢复，在胸外电除颤前给予适当剂量的肾上腺素，可以促使心肌电活动由细颤转变为粗颤，大大提高除颤的成功率。肾上腺素的标准剂量是 1 mg 静脉注射(成人，无论何者体重)，每 3～5 分钟重复 1 次，使用递增剂量(1，3，5 mg)。

(2) 利多卡因：在 CPR 中利多卡因复苏成功率不如胺碘酮，并不能降低死亡率，反而增加严重心律失常发病率，故在 CPR 中不属于首选药物。在复苏过程中如果有顽固的室颤或室颤再次发作时可以使用，对治疗缺血或梗死引起的室颤效果较好。成人首次剂量 50～100 mg 静注，或 1～1.5 mg/kg，必要时间隔 10 分钟可再次给予 0.5～1.5 mg/kg；在标准CPR 中静脉注射胺碘酮 300 mg 或 5 mg/kg。

(3) 阿托品：单次给药 3 mg 可解除迷走神经张力，用于心搏骤停，心动过缓时。可给予 0.5～1 mg。心脏骤停时推荐阿托品用量为 1 mg iv，如果心脏一直停搏，可每 3～5 分钟重复使用(最大总量为 3 次或 3 mg)。

(4) 碳酸氢钠：在心跳停止 15 分钟后、动脉血 pH 值＜7.1 或碱剩余(BE)低于

－10 mmol/L者建议输入碳酸氢钠，使用的剂量应根据患者心搏骤停和缺氧的时间初步判断，可以采用分次给予的方式，切记勿一次性大量输入，以免引起难治性碱中毒。

(5) 其他心血管活性药物：其他心血管活性药物的选用应根据心电图、血气分析等进行综合性分析和判断，比如多巴胺用于改善微循环和肾血流；胺碘酮用于治疗房性和室性心律失常等，使用过程中应加强观察，适时调整剂量和用药方案。

4. 早期开放中心静脉通道　用于快速输液、给药和实施中心静脉压监测。

5. 留置导尿管　观察尿量和质的变化，便于评估液体复苏和肾功能保护的效果。

6. 监测和检测　采用尽可能全面的监护设备进行持续的心电监测、血压、脉搏氧饱和度、中心静脉压、尿量、体温等指标，及时采血进行各项内环境情况评估便于改进下一步的复苏治疗方案。

7. 脑保护

(1) 头部降温：早期实施头部降温，维持颅内温度 34 ℃，体温 32～34 ℃，1～4 天。

(2) 冬眠药物：在降温早期开始使用，以控制寒战，降低脑代谢；

(3) 脱水：使用呋塞米、甘露醇等药物进行利尿脱水，减轻脑水肿；

(4) 应用激素：早期、足量激素在脑缺血 30 分钟内应用对脑功能恢复很有价值；

(5) 脑代谢恢复药：结合临床实际使用 ATP、能量合剂、辅酶等药物可以促进脑代谢的恢复。

8. 终止复苏　创伤患者心跳停止后对基础生命支持和肾上腺素无反应，大动脉无搏动持续 15 分钟以上，脑电监测皮层脑电无反应，或终末期疾病患者可终止复苏。

第十五章 ICU 监护技术

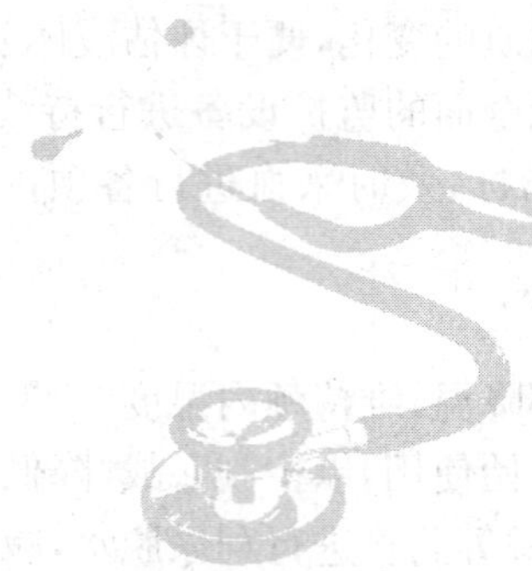

第一节 心电监护技术

【设备要求】

1. 床边心电监护仪 设置在患者床边，通过导线直接从人体引入心电信号，可以独立地进行病情监测，显示心电波形并自动记录。

2. 无线遥测心电监护仪 通过佩戴于患者身上的无线电发射器将患者的心电信号发射至遥测心电监测仪内的无线电接收器，遥测半径一般在 30～100 m。

3. 中央心电监测系统 由一台中央监测仪和多台床边监测仪组成，床边监测仪的心电信号通过导线遥控输入中央监测台，中央台可有 4～16 个显示通道，可以同时监测多例患者的生命体征。

【监测方法】

1. 准备工作 当患者进入 ICU 时，接通主机电源。有中央控制台的 ICU 则可依次输入患者的姓名、性别、年龄、民族、血型、身高、体重、诊断、工作单位及联系电话等资料，并校正日期，调整荧屏灰度及对比度，调整合适的脉冲、报警的音量等。

2. 心电监测

(1) 按导联线颜色连接患者身上的电极，红、黄、绿、黑和白色导联线分别连接右肩、左肩、左下腹、右下腹和剑突下部位的电极片。

(2) 选择合适的导联：监测心率宜选择肢体导联，观察 ST-T 改变宜选择胸导联。应选择波形较典型的导联，因为高大的 P 或 T 波导联作为心率监测，显示的心率可能是实际心率的 2 倍。

(3) 可将心率报警限设置在 60～100/min，可及时发现心动过缓或过速。

(4) 心律失常报警可分为以下三等：①威胁生命的报警，监护仪发出尖锐的低调声。②严重心律失常报警，监护仪发出持续的高频声。③劝告性报警，监护仪发出持续的低频声。停搏(ASY)、室性心动过速(VTA)和加速性室性自主节律(AVR)属威胁生命的心律失常，只要打开主机电源，报警即处于激活状态。其他心律失常报警储存功能需临时设置。遇到安装起搏器的患者尚需激活下列功能键，如起搏心律未感知、未发现、未捕捉及起搏心律。

(5) 对心律失常的准确判断还需要做完整的心电图。

3. 监测心电图时主要观察指标

(1) 定时观察并记录心率和心律。

(2) 观察是否有 P 波，P 波的形态、高度和宽度。

(3) 测量 PR 间期、QT 间期。

(4) 观察 QRS 波形是否正常。

(5) 观察 T 波是否正常。

(6) 注意有无异常波形出现。

4. 影响心电监测的几种情况

(1) 心电图导线或电极松动或连接不当。

(2) 电极放置或粘贴不当，如毛发、烧伤组织、皮肤准备不足等。

(3) 体动，如寒战、颤抖、外届操作或膈肌运动等。

(4) 手术室设备，如电刀、体外循环机、激光设备、冲洗或吸引设备、诱发电位监测设备、电钻和电锯等。

(5) 患者与外科医师、护士或麻醉医师接触。

【临床意义】

心电监护系统的优点在于它属于无创检查，可广泛应用，不仅对急性心脏病可持续监护，必要时予以记录，而且一旦出现心律失常，临床医护人员可予以准确、及时地处理。心电监护系统不仅用于重症患者的监护和指导处理，还用于麻醉手术期间的监护及判断处理，及各种内、外科患者的监护，以便医护人员了解患者的心搏情况并予以及时正确的诊治。

第二节 生命体征监护技术

一、体温监护

【设备要求】

目前体温监测中常用的有电子温度计、液晶温度计和红外传感器等。

【监测方法】

1. 测温部位 包括皮肤、鼻咽、食管、膀胱、直肠、腋窝和鼓膜。

2. 测温方法

(1) 口腔温度：置舌下测，一般患者用。如张口呼吸、饮食可致误差；麻醉和昏迷患者及不合作者不适用。

(2) 腋窝温度：上臂紧贴胸壁成人工体腔，探头置腋顶部，温度近中心体温。腋窝测温方便、无不适，较稳定，是体温监测常用。

(3) 直肠温度：即肛温，置肛门深部，小儿插 2～3 cm，成人 6～10 cm。

(4) 血液温度：通过 Swan-Ganz 导管法测血液温度。

(5) 鼻咽温度和深部鼻腔温度:于鼻咽或鼻腔顶,可反映脑温。随血液温度改变迅速,是测定体内温度常用部位。缺点是受呼吸影响,操作要轻柔,防鼻出血。出血倾向及已肝素化不宜用。

(6) 食管温度:置食管上段,受呼吸道影响;置食管下 1/3,近心房,所测温度与血液温度相近。对血液温度改变反应迅速。

(7) 鼓膜温度:血供丰富,近下丘脑。与脑温相关性良好,是测中心体温最准部位。

【临床意义】

1. 判别患者末梢循环的状态。

2. 评价体温对循环和血容量的影响。

3. 评价麻醉对体温的影响。

4. 评价小儿等体温不稳定患者的动态变化。

二、呼吸监护

【设备要求】

常用监护仪。

【监测方法】

1. 一般监测:观察患者神志、自主呼吸频率、胸廓运动、心率、血压、口唇和甲床发绀,球结膜水肿以及双肺的呼吸音是否对等。

2. 除一般观察外,主要是连续动态监测患者的肺容量、通气功能、换气功能、小气道功能,氧气、二氧化碳、气道反应性及呼吸动力学等指标。

3. 监测异常呼吸型。

(1) 哮喘性呼吸。

(2) 紧促式呼吸。

(3) 浮浅不规则呼吸。

(4) 叹息式呼吸。

(5) 蝉鸣性呼吸。

(6) 鼻音性呼吸。

(7) 点头式呼吸。

(8) 潮式呼吸。

(9) 深快呼吸。

【临床意义】

1. 连续监测呼吸功能指标的变化有助于评估患者的病情,了解患者对治疗的反应和判断预后。

2. 机械通气中连续测定呼吸功能指标,有助于了解基础病理生理学改变,指导各通气模式及通气策略的正确应用,预防和及时发现机械通气的并发症。

3. 呼吸系统疾病各种并发症也可通过良好的监护来预防。

三、脉搏监护

【设备要求】

常用监护仪。

【监测方法】

1. 常用部位 桡动脉、股动脉、颈动脉等。

2. 观察内容 主要观察患者的脉搏频率、强弱及节律是否整齐。

3. 异常脉搏

(1) 生理性变化:脉搏可随年龄、性别、情绪、运动等因素而变动。一般女性比男性稍快。幼儿比成人快,运动和情绪变化时可暂时增快,休息和睡眠时较慢。

(2) 脉搏的速率、节律、强度发生不规则的变化,如速脉、间歇脉、交替脉、奇脉等。

【临床意义】

脉搏反映心脏节律、血管张力及外周循环等状态。通过监测脉搏能了解心脏收缩、射血、动脉弹性及血液在大动脉前进的情况,是发现心律失常、血管容量及心脏瓣膜结构与功能异常的简便方法,但特异性不高,应结合其他监测方法,做出准确判断。

四、血压监护

【设备要求】

动脉血压监测可分为无创血压监测和创伤性测压法。

1. 无创血压监测 常用的血压计有水银柱式气压表式和电子血压计。

2. 创伤性测压 通过周围动脉插管,通过溶有抗凝药的液体与检压计相连,通过换能器把机械性的压力波转变为电子信号,经放大由示波屏直接显示压力波形和数字标出压力数值,可连续记录、储存。

【监测方法】

1. 人工袖套测压法

(1) 指针显示法:用弹簧血压表测压。袖套充气使弹簧血压表指针上升,放气指针逐渐下降,当出现第一次指针摆动时为收缩压,但舒张压不易确定。

(2) 听诊法:袖套充气后放气,听到第一声柯氏音即为收缩压,至柯氏音音调变低或消失为舒张压。

(3) 触诊法:袖套充气使桡动脉或肱动脉搏动消失,再放气至搏动出现为收缩压,但舒张压不易确定。在低血压、休克或低温时,听诊法常不易测得血压,可用触诊法测量收缩压。

2. 电子自动测压法 采用振荡技术,上臂缚上普通橡胶袖套,测压仪内装有压力换能器、充气泵和微机等,能定时的使袖套内自动充气和排气,当袖套充气压迫肱动脉时,动 脉搏动消失,接着逐渐排气,由于动脉搏动的大小就形成袖套内压力的变化。通过压力换能器又形成振荡电信号,经放大器将信号放大,振荡幅度最大时为平均动脉压。收缩压通常取自压力振荡由最大的 25%升高至 50%时,舒张压取自压力振荡下降达 80%时。

3. 创伤性动脉压监测 桡动脉常为首选。也可采用肱、股、足背和腋动脉。动脉内插管成功后,用导管连接到弹簧血压计进行直接测压或通过换能器使机械能变换为电信号,经放大后显示和记录。

【临床意义】

动脉血压与心排血量和总外周血管阻力有直接关系、反映心脏后负荷,心肌耗氧和做功及周围组织、器官的血流灌注,是判断循环功能的有用指标。

第三节　有创血流动力学监护技术

【设备要求】

带血流动力学监测功能的监护仪一台；带体外起搏功能的除颤仪一台；敷料包与器械包；常规药与急救药；一副外鞘管；Swan-Ganz 导管一根。

【监测方法】

1. 导管置入

(1) 预热校正：将连接各种传感器终端的插件放入监护仪的插件屋或插孔，预热并校正规定的时间(一般为数分钟到 30 分钟)。

(2) 患者体位：清醒患者置管前做一些简单的说明，解除患者的顾虑以求得患者的配合。给患者吸氧或呼吸机支持。仰卧位，必要时右肩背部垫高，头偏向左侧暴露右颈内静脉，用甲紫标记胸锁乳突肌两个分叉。

(3) 消毒铺单：助手递给手术者消毒纱布，手术者用碘伏消毒右颈部皮肤 2 遍(上至下颌缘、下抵上胸部、对侧到颈前正中线、内侧到颈后正中线)，铺单(先铺治疗巾、后铺中单)。

(4) 局部麻醉：手术者用带 7 号针头的 5 ml 注射器，抽取 2%的利多卡因 3～4 ml；在右侧胸锁乳突肌锁骨头的肉侧缘与甲状软骨水平线的交点处进针麻醉皮肤、皮下组织。

(5) 检查气囊：助手在导管置入前先冲洗导管；然后缓慢使气囊充气 1～1.5 ml，在水杯中检查气囊完整性。

(6) 穿刺放鞘(采用经导引钢丝置管的 Seldinger 万法)：临床医师首选右颈内静脉，因为进路弯曲度最少，不影响患者手动，不影响胸部手术。穿刺针在上述麻醉进针点与皮肤成 30°，沿右侧乳头方向进针，见到回血后从穿刺针或注射器的后孔置入导引钢丝，退出穿刺针；用手术刀切开穿刺点的皮肤、皮下组织，将扩张管套上 8～8.5 F (小儿用 4～5 F)的外鞘管，经导引钢丝扩张皮肤、皮下组织，边进外鞘管边退扩张管，从外鞘管侧管抽到回血后完全退出扩张管，置入外鞘管并与皮肤固定。

(7) 导管入鞘：把 Swan-Ganz 导管消毒保护套的头端套入外鞘管末端并旋紧，将 Swan-Ganz 导管成五形的前 20 cm 顺着心脏的血流方向，然后把导管头对准外鞘管末端的单向孔轻轻推入以免损伤气囊。

(8) 推进导管：导管进入 15 cm 左右出现右心房波形，将气囊缓慢充气 1～1.5 ml，继续推进导管。

(9) 导管定位，导管一旦进入右心室流出道后出现肺动脉波形，放气囊后再推进导管 1～2 cm，再充气囊观察是否出现肺动脉嵌顿波形；反之，再放气囊后推进导管 1～2 cm，再充气囊直至出现肺动脉嵌顿波形。

(10) 术后检查：用手术贴膜或消毒纱布包扎穿刺点，清点和擦洗手术器械。术后 X 线胸片检查导管位置，气囊嵌顿时导管尖端位于右下肺野最理想。

2. 导管维护　连接冲洗装置每 2 小时冲洗导管一次(冲洗液 250 ml 含肝素 500 U)，波形出现衰减随时冲洗；怀疑血凝块堵塞导管时，宜先回抽，不应高压冲洗导管腔。手术切口定期换药。

3. 导管拔除　原则上导管放置不超过 4～7 日，反之，感染机会增加；拔管前揭掉贴膜、消毒皮肤、拆掉缝线，确认气囊处于放气状态，将导管头退到鞘管内，然后连同鞘管一起拨出体外，纱布压迫包扎；拔除导管后冲洗检查导管是否有血栓形成，必要时做导管内血液微生物培养。

【临床意义】

1. 体、肺循环各部位压力测量　压力换能器置于右心房水平，打开三通开关与大气相通，归零校正；测量中心静脉压(CVP)、肺动脉压(PAP)、平均动脉压(MAP)。

2. 热稀释法心排血量测定　用 10 ml 玻璃空针抽取 4 ℃以下无菌冰盐水 10 ml，在呼吸周期的同一时间点，均匀而快速地从中心静脉孔注入导管，等待数秒钟后监护仪计算出第一次测量值。再重复以上操作 2 次，取 3 次的均值输入计算机(正常值：4～6 L/min)。

3. 血流动力学计算　将身高、体重等一般指标、各部位压力指标以及心排血量指标依次输入计算机，得出血流动力学参数的结果。

第四节　PiCCO plus 容量监测技术

【设备要求】

1. PiCCO plus 监护系统，由德国 PULSION 公司生产。
2. 呼吸机及配套设备。
3. 人工气道(气管插管或气管切开套管)。
4. 深静脉导管。
5. 静脉穿刺包。
6. PiCCO 导管。

【监测方法】

自颈内静脉置入中心静脉导管、自股动脉置入 PiCCO 导管(PV2014LT6，德国 PULSION 公司)接 PiCCO 监护仪(德国 PUSION 公司)。测量开始，从中心静脉注入一定量的冰盐水(＜8 ℃)，经上腔静脉→右心房→右心室→肺动脉→血管外肺水→肺静脉→左心房→左心室→升主动脉→腹主动脉→股动脉→PiCCO 导管接收端，计算机可以将整个热稀释过程画出热稀释曲线，并自动对该曲线波形进行分析，得出一些基本参数，然后结合 PICCO 导管测得的股动脉压力波形，得出一系列具有特殊意义的重要临床参数。

【临床意义】

PiCCO(pulse-indicated continues cardiac output)plus 监测技术，即脉搏指数连续心排血量监测，是一种微创血流动力学监测技术。采用热稀释法，可测量心排血量、心功能指数、心脏前负荷、血管外肺水、肺血管通透性和全心射血分数。通过热稀释法对动脉脉搏轮廓法进行初次校正后，可连续进行心排血量、心率、每搏量、容量反应、全身血管阻力、动脉压和左心室收缩力等指标的监测。血管外肺水(EVLW)是指分布于肺血管外的液体，由细胞内液、肺泡内液和肺间质液组成，由于细胞内液变化不大，肺泡内液和肺间质液的变化反映了 EVLW 的改变。EVLW 增多是急性呼吸窘迫综合征(ARDS)的重要病理生理特点之一，是导致 ARDS 患者顽固性低氧血症的重要原因。正常值在 3.0～

7.0 ml/kg，>7.0 ml/kg 提示有肺水肿。肺血管通透性(PVP，正常值是 1.0～3.0)作为反映肺病理生理的指标，是 ARDS 一个比较敏感的指标。PVP 还可以用来判断肺水肿的类型：高压性水肿、通透性水肿。单纯由于渗透压过高引起的肺水肿为高压性水肿，如由低蛋白血症和继发于左侧心力衰竭的肺水肿等。单纯因肺血管通透性增高引起的水肿为通透性水肿。如患有 ARDS，PVP 可以反映肺损伤的程度，并且能评价危重病患者的预后状况。

PiCCO 监测技术适用于需要监测循环、心脏功能和肺功能的危重患者，其优点是不需要置管到肺动脉及肺小动脉，减轻了对人体的损伤；PiCCO 监测技术引入了胸腔内血容量及血管外肺水的概念，连续监测可更准确、及时地反映体内液体的变化；PiCCO 监测技术整合了直接动脉压监测，使用方便，可减少患者的医疗费用；PiCCO 监测技术能连续监测一些变异度高但临床价值大的指标，及时反映患者的病情变化；血管外肺水监测是床旁定量监测肺部状态和肺通透性损害的唯一参数，对于严重创伤、休克、ARDS 或 MODS 的治疗提供帮助；PiCCO 监测导管留置时间可达 10 日左右。禁忌证为置管部位感染者或接受主动脉内球囊反搏治疗者。并发症主要是中心静脉置管和动脉置管的并发症，如出血、导管感染等，防范措施主要是严格无菌操作，规范操作流程。

表 15-1 Swan-Ganz 监测与导管 PiCCO 的性能比较

比较项目	Swan-Canz 监测导管	PiCCO
置管操作	需经心肝置于肺动脉，过程复杂，操作要求高，损伤大	只需中心静脉和动脉置管，无需胸部 X 线定位，简便、安全
评价血管容量和心脏前负荷的指标	PAP、PAWP 及 CVP 等，易受到多种因素影响	ITBW 及 EVLW，稳定、准确、直观
留置时间	不宜超过 5 日	可达 10 日
并发症	较多，除中心静脉置管的并发症以外，尚有心律失常、肺及肺动脉损伤等	中心静脉和动脉置管的并发症，严重并发症少
费用	2 000～3 200 元/次。后续治疗费较高，有时需重复置管	约 2 900 元/次。后续费用较低

第五节　NICO 心肺功能监测系统

【设备要求】

NICO 心肺功能监测系统包括 NICO 监护仪一台，配套的主要传感器有 Novametrix 脉氧探头及其延长导线，CAP-NOSTAT® CO_2/Flow 传感器及其延长导线。

【监测方法】

NICO 心肺功能监测系统主要监测相关心肺功能参数 42 个：无创心排血量、肺血流量、体循环血管阻力、肺内分流、呼吸力学。主要监测内容如下。

1. 连续监测心功能　心排血量(CO)、心脏指数(CI)、每搏输出指数(SVI)、体循环血管阻力(SVR)、肺毛细血管流量(PCBF)等。适用于危重症患者长时间持续无创呼吸与循环整体功能监测。

2. 连续监测呼吸力学监测功能　解剖死腔量(Vd-aw)、肺泡死腔容量(Vd-alv)、肺泡潮气量(Vt-alv)、分钟肺泡通气量(MV-alv)、解剖死腔/潮气量(Vd/Vt)、吸气峰流速(PIF)、呼气峰流速(PEF)、平均气道压(MAP)、最大吸气负压(NIP)、浅快呼吸指数(RS-BI)、动态顺应性(Cdyn)等数据。可显示机械通气的三个波形及两个环,连续监测保存各种数据的趋势图,了解患者病情变化及指导机械通气个体化设置,指导撤机。

3. 连续监测二氧化碳血氧饱和度　呼气末 CO_2 分压($PET-CO_2$)、分钟 CO_2 排出量(VCO_2)、呼出气中混合 CO_2 的分压/浓度($PeCO_2$/$FeCo_2$),脉搏氧饱和度(SpO_2)可显示其趋势图,具备数据存储功能。

【临床意义】

1. 心脏移植等各类重大手术麻醉的心肺功能监测。
2. 无创测量心排血量,结合体循环阻力,指导液体治疗及药物的使用。
3. 快速指导最佳通气设置,减少血气分析,进行及时有效的处理。
4. 提高撤机成功率,避免再次插管。

第六节　氧代动力学监测

【设备要求】

氧代动力学监测技术主要由血流动力学监测技术加上血气分析技术组成,尽管血流动力学监测技术包括:有创的 Swan-Ganz 导管技术、微创的 PiCCO 技术,无创的 NICO、经食管多普勒超声和生物电阻抗技术,但是目前临床采用的氧代动力学监测技术多采用有创血流动力学监测,所以设备要求主要分为以下两个方面。

1. 有创血流动力学监测设备

◆仪器设备:带血流动力学监测功能的监护仪(或持续心排血量监护仪)一台,带体外起搏功能的除颤仪一台。

◆器械敷料:带手术刀、针线、剪刀、止血钳、镊子等的器械包一个;带中单、治疗巾、纱布、手术衣等的敷料包一个。

◆急救药物:常规止血药、麻醉药、镇静药,急救用血管活性药、抗心律失常药、抗过敏药。

◆导管材料,外鞘管一副;Swan-Ganz 导管一根。

2. 血气分析设备。

【监测方法】

1. 氧代动力学监测的指征 氧代动力学监测主要用于以下几方面:

(1) 各种类型的休克。

(2) 急性呼吸窘迫综合征(ARDS)。

(3) 多发伤。

(4) 急性心肌梗死。

(5) 严重感染。

(6) 严重的急性中毒。

(7) 心跳、呼吸骤停行心肺脑复苏。

(8) 多器官功能不全综合征(MODS)。

(9) 心血管等大手术后的监护。

(10) 危重患者的营养监测。

2. 操作步骤

(1) 静脉穿刺置管(导管外鞘):选取颈内静脉或锁骨下静脉的穿刺点,常规消毒、铺单、麻醉,采用经导引钢丝置管的 Seldinger 方法放入导管外鞘。

(2) Swan-Ganz 导管置入:把 Swan-Ganz 导管消毒保护套的头端套入外鞘管的末端并旋紧,将 Swan-Ganz 导管弯成 J 形,顺着心脏的血流方向,然后把导管头对准外鞘管末端的单向孔轻轻推入以免损伤气囊;导管进入出现右心房波形,将气囊缓慢充气 1～1.5 ml,继续推进导管,直至出现肺动脉嵌顿波形;术后 X 线胸片检查导管位置,如果气囊嵌顿时导管尖端位于右下肺野最理想。

(3) 血流动力学参数测量

①体、肺循环各部位压力测量:压力换能器置于右心房水平,打开三通开关与大气相通,归零校正;测量中心静脉压(CVP)、肺动脉压(PAP)、平均动脉压(MAP)。

②热稀释法心排血量测定(持续法血流动力学测定可免去该步手工操作):调整监护仪进入心排血量稀释曲线待显状态:用 10 ml 玻璃空针抽取 4 ℃以下无菌冰盐水 10 ml,在呼吸周期的同一时间点,均匀而快速地从中心静脉孔注入导管,等待数秒钟后监护仪计算出第一次测量值。再重复以上操作 2 次,取 3 次的均值输入计算机(正常值:4～6 L/min)。

③血流动力学计算,将身高、体重等一般指标,各部位压力指标以及心排血量指标依次输入计算机,得出血流动力学参数的结果。

3. 氧代动力学指标的计算　氧代动力学监测方法由血流动力学监测结合血气分析计算完成,主要监测指标如下:

(1) 氧输送指数(oxygen delivery index, DO_2I)

计算公式:

$DO_2I = CI \times CaO_2 \times 10[ml/(min \cdot m^2)]$

其中:心脏指数(CI)由热稀释法心排血量测定技术获得;动脉血氧含量(CaO_2)由血气分析获得或由公式 $CaO_2 = 1.39 \times Hb \times SaO_2 + 0.0031 \times PaO_2$ 得到,其中 Hb 代表有效血红蛋白含量,SaO_2 和 PaO_2,分别为动脉血氧饱和度及氧分压。

正常值:520～720[ml/(min·m²)][23.2～32.1 mmol/(min·m²)]

(2) 氧消耗指数(oxygen consumption index, VO_2I)

计算公式:

$VO_2 = CO \times Ca-_{\bar{v}}O_2 \times 10(ml/min)$

$VO_2I = CI \times Ca-_{\bar{v}}O_2 \times 10[ml/(min \cdot m^2)]$

其中:$Ca-_{\bar{v}}O_2 = CaO_2 - C_{\bar{v}}O_2$,而 $C_{\bar{v}}O_2 = 1.39 \times Hb \times S_{\bar{v}}O_2 + 0.0031 \times P_{\bar{v}}O_2$,$S_{\bar{v}}O_2$ 与 $P_{\bar{v}}O_2$ 分别代表混合静脉血氧饱和度和及氧分压。

正常值：100～180[ml/(min・m^2)][4.5～8.0 mmol/(min・m^2)]

(3) 氧摄取率(oxygen extraction ratio, ERO_2)

计算公式：$ERO_2 = VO_2 I/DO_2 I = Ca-_{\bar{v}}O_2/CaO_2$

正常值：22%～30%。

【临床意义】

1. 氧冲击(oxygen flux)试验 通过氧冲击试验(如补液、强心、吸氧和输血等治疗)观察 DO_2 与 VO_2 的协变类型，可以评价组织潜在的氧代动力学异常状态。

(1) DO_2 增加的同时，VO_2 也增加，见于：

①冲击或治疗本身刺激了机体的代谢。

②患者自主改善与治疗恰好同步。

③治疗改善了组织灌注并部分缓解了氧债。

(2) VO_2 增加，但 DO_2 不增加，见于：

①组织灌注自主改善与治疗巧合。

②治疗对微循环有直接效应，但并不影响全身血流。

③由于感染或其他原因引起体温升高或代谢增加。

(3) DO_2 增加的同时，VO_2 并不增加，见于：

①由于不存在组织灌注缺陷或氧债，治疗只改善心功能，并不影响组织灌注。

②治疗对微循环缺陷不可逆。

③缺氧组织变得不能利用氧。

(4) DO_2 与 VO_2 均无变化，见于：

①心脏原代偿能力。

②治疗本身无效。

③患者处于顽固或不可逆休克状态。

2. 温合静脉血氧饱和度 $S_{\bar{v}}O_2$ 的监测

(1) $S_{\bar{v}}O_2$ 的影响因素及其价值

$$S_{\bar{v}}O_2 = SaO_2 \frac{VO_2}{CO \times 1.39 \times Hb}$$

从上式可以看出 $S_{\bar{v}}O_2$ 涉及循环、呼吸、血液和代谢四个系统。$S_{\bar{v}}O_2$ 与混合静脉血氧分压($P_{\bar{v}}O_2$)处在氧离曲线的线性相关部分，1 mmHg 的 $P_{\bar{v}}O_2$ 产生 2%的 $S_{\bar{v}}O_2$ 变化。

(2) $S_{\bar{v}}O_2$ 的参考值及其临床意义 如果 $S_{\bar{v}}O_2$ 在 73%～85%，表示基本正常；$S_{\bar{v}}O_2 >$ 60%，心肺功能不稳定的情况比较少见；$S_{\bar{v}}O_2 <$ 50%，常常表示存在厌氧代谢。

3. $S_{\bar{v}}O_2$ 变化的常见原因

(1) $S_{\bar{v}}O_2$ ↓

①CO↓：心力衰竭。

②SaO_2↓：肺疾患。

③Hb↓：贫血。

④VO_2↑：抽搐、发热、寒战。

(2) $S_{\bar{v}}O_2$ ↑

①DO_2↑到组织：心排血量增加，吸氧浓度增加。

②VO_2↓：低温，神经肌肉阻滞。

③氧摄取率(O_2ER)↓:脓毒症,发绀,硝普钠药物。

④左向右心内分流。

⑤严重二尖瓣反流。

⑥人为肺动脉导管嵌顿。

第七节　机械通气、呼吸力学监测

【设备要求】

1. 呼吸机　现场急救、转运途中及急诊抢救选用便携式呼吸机。临床应用宜选用功能较齐全、性能良好的呼吸机。通气时间超过 24 小时者,应配湿化器。

2. 简易呼吸球囊　每间 ICU 病房应备 1～2 个。

3. 气道护理盘　粗细适宜的吸痰管数根,纱布数块,气道湿化用无菌生理盐水 1 瓶,注射器 2 个(分别用于注射湿化水和气管内导管气囊充气、放气),无菌镊 2 个和盛有冷开水的治疗杯 2 套(分别用于气道内吸引和口腔内吸引)。

4. 人工气道(气管插管或气管切开套管)。

5. 吸引器。

【监测方法及意义】

1. 机械通气监测及意义

(1) 人工气道的监测

①口腔卫生情况,防止误吸及吸入性肺炎。

②导管的固定牢固,防止脱落。

③气管切开创面清洁,防止感染。

④气囊的充足情况,防止通气不足。

(2) 气道湿化监测

①呼吸机加温湿化,防止气道干燥。

②雾化吸入,湿化痰液,促进排痰。

(3) 分泌物吸引监测

①吸引部位如口腔、鼻咽腔、气道情况,利于病情判断。

②吸引方法的合理性,防止继发性损害。

(4) 呼吸机管路监测

①压缩泵空气过滤网。

②连接管道:24～36 小时更换清洁、消毒,"84"消毒液浸泡 30 分钟,清水冲洗。

③加温湿化器:塑料部分清洗消毒同管道。有与管路连接的金属部分可用碘尔康棉球擦拭后清水冲洗,晾干备用。

2. 呼吸力学监测及意义

(1) 气道阻力监测:由于正常气道阻力大部分来自于大气道,而吸入 80%氦和 20%氧的氦氧混合气可降低气道阻力,临床上可用于上呼吸道阻塞患者。

(2) 胸和肺顺应性监测:顺应性(compliance)与压力和容量之间的关系可以用公式表示:

$$顺应性(C)=容量改变(\Delta V)/压力改变(\Delta P)$$

肺、胸廓顺应性也可按以下公式表示：

$$肺顺应性(C_L)=肺容量改变(\Delta V)/经肺压胸廓顺应性(C_T)=肺容量改变(\Delta V)/经胸壁压$$

又可分为静态顺应性和动态顺应性两种。静态顺应性系指在呼吸周期中，气流暂时阻断测得的顺应性；动态顺应性指在呼吸周期中，气流未阻断时测得的肺顺应性。前者相当于肺组织的弹力，不受时间的限制，主要影响因素是肺组织的应变性或弹性；后者受时间的限制，主要影响因素是气道阻力。不同呼吸频率肺动态顺应性常以实际测定值与相同潮气量是静态顺应性比值表示。正常人即便呼吸频率>60 次/分，能保持在 0.8 以上。动态顺应性：使用呼吸机的患者，若记录各不同送气量及其相应的气道内压；则可获得一系列顺应性表值，称为动态顺应性。若将这一系列数值绘成曲线，即为压力-容量变化曲线。因气道压峰值中包括使用压力的组抗成分(呼吸道非弹性阻力)，故动态顺应性可因气道、肺实质和/或胸壁异常而降低。由此。若动态顺应性下降幅度超过肺、胸廓顺应性下降幅度，则提示存在气道阻力增大，如支气管痉挛、痰液阻塞、气管内插管扭曲或气流流速过快等。正常值：50～100 ml/cmH_2O。

(3) 顺应性环与阻力环监测：即压力-容量环(pressure-volumeloop，PV 环)，或压力-容量曲线，主要用于测定呼吸系统压力和容量之间的关系，亦反映肺动态顺应性的变化。可采用定标注射器和测压计来测定压力-容量曲线；患者预先吸入纯氧，注射管中也预充氧气，患者呼气至静息状态下呼气末容量(功能残气量)，注射器与气道相连，用注射器阶段变化 50～100 ml 容量时测量压力变化，可测定充气和放气时压力-容量曲线飞下拐点和上拐点可由压力-容量曲线测得，它表明 PEEP 水平设定应高于下拐点以防止肺泡萎陷，平台压设定应低于上拐点，以避免肺泡过度膨胀。压力-容量环的临床应用时要注意，准确测量需深度镇静，且经常需肌松药，精确测量拐点十分困难，还受肺及胸壁的影响。

3. 机械通气呼吸力学监测意义　从力学的观点对呼吸运动进行分析，它有助于更全面了解呼吸的生理、病理生理和发病机制。呼吸的力学机制包括呼吸动力、胸和肺的顺应性、气道阻力、呼吸功等。呼吸运动时，由于胸腔体积的变化，影响胸腔内和肺内压力的变化，并由此产生动力，驱使气体自空气吸入肺或由肺呼出。呼吸动力主要来自呼吸中枢支配下的胸腔体积变化和肺组织的弹性回缩，这些构成了肺泡与大气压之间的压力差，使得气体在吸气时进入肺内，呼气时排出，呼吸功是指空气进出呼吸道时，用以克服肺、胸壁和腹腔内脏器官阻力而消耗的能量。在平静呼吸时，呼吸肌收缩所做的功基本均用于吸气时，而肺的弹性回缩力足以克服呼气时空气与组织的非弹性阻力。呼吸力学监测对了解肺功能状况；尤其是肺力学改变，有相当重要的价值，有些呼吸机附有这些监测装置。通过对呼吸力学时监测，可全面了解肺功能状况，有利于合理掌握呼吸机治疗的指征，并有助于判断和分析病情或肺功能障碍的严重程度及类型。通过对呼吸力学的监测，还可指导调节呼吸机各参数和模式，临床上常根据肺功能测定所得的数据对患者肺功能障碍严重程度、类型进行判断和分析，指导机械通气各参数和模式的设置及调节，有的放矢地应用不同的通气模式和功能，最大限度地降低各种通气模式的不良反应。通过对呼吸力学的监测，帮助合理掌握脱机的标准，在全面了解患者的肺功能状况的基础上，合理掌握脱机、拔管的肺功能指标，尽可能地改变单凭主观分析和判断、缺乏客观指标的脱机、拔管法，减少或消除脱机、拔管过程中的盲目性，提高脱机和拔管的成功率。

第八节　微循环功能监测

目前临床上多使用胃肠黏膜 pH 监测来代替微循环功能监测。

【设备要求】

胃肠黏膜张力计可测定胃肠黏膜内 pH，通过测定不仅早期直接地反映胃肠道血液灌注和组织氧合情况，也可间接反映全身组织灌注的氧合情况。目前测定的方法主要有盐水张力计测定方法和连续气态张力计测定方法

【监测方法】

在应用 H_2 受体阻断药抑制胃酸分泌后，胃黏膜内的 HCO_3^-；浓度可以认为等于动脉血中的 HCO_3^- 浓度。氧代谢障碍时由于 H^+ 产生增多，反应向 CO_2 生成的方向进行。而张力计可以被置入胃腔，它含有一个聚硅酮膜球囊，聚硅酮膜对 CO_2 等分子有良好的通透性，但 H^+ 不能通过。该球囊可注入一定量的生理盐水，这时，胃壁内生成的 CO_2 可以通过聚硅酮膜球囊进入盐水中，放置一段时间后，球囊中的 PCO_2 和胃壁的 PCO_2 平衡。将已知的动脉血 HCO_3^- 浓度和胃壁中的 PCO_2 代入 Henderson-Haselbach 公式：

$$\text{血浆 pH} = pK_a + \log\frac{[HCO_3^-]}{[H_2CO_3]}$$

$$\text{或血浆 pH} = pK_a + \log\frac{[HCO_3^-]}{[a \times PCO_2]}$$

【临床意义】

胃肠黏膜缺血性损害在胃肠屏障功能障碍发生、发展过程中起关键作用，故监测胃肠黏膜有无缺血是了解胃肠屏障功能状况的重要手段，而胃肠黏膜 pH 是反映胃肠黏膜氧合情况的可靠指标。

第九节　床旁血液净化监测技术

【设备要求】

1. 基本要求　高通量滤器或低通量透析器，连接管，穿刺导管或双腔导管，血泵，输液泵，注射泵，置换液和透析液，集液器。

2. 连续性肾替代治疗(CRRT)机　可行连续性静脉-静脉血液滤过(CVVH)、连续性静脉－静脉血液透析(CVVHD)、连续性静脉－静脉血液透析滤过(CVVHDF)。同时具有液体平衡控制系统和安全报警系统。

【监测方法】

1. 血管通路的建立　首选双腔中心静脉导管。动脉孔在远心端，静脉孔在近心端，相距 2～3 mm，血液再循环量＜10％。常用穿刺部位有股静脉、颈内静脉、锁骨下静脉。一般流量 50～150 ml/min。其他通路还包括内瘘、人工血管、肘正中静脉等。

2. 管道连接和预充　根据病情需要选择血滤器或透析器。

3. 抗凝方法

(1) 全身肝素抗凝法：首次剂量 15～30 U/kg，维持剂量 5～15 U/(kg・h)过量以鱼

精蛋白中和。

(2) 局部肝素化法:动脉端肝素 600～800 U/h,静脉端鱼精蛋白 5～8 mg/h 滤器部分血 PTT 维持 130 秒。

(3) 低分子肝素法:法安明首剂量 15～20 U/kg,维持剂量 7.5～10 U/(kg・h)。

(4) 无肝素抗凝法:主要针对高危患者及凝血机制障碍者。

(5) 局部枸橼酸盐抗凝法:静脉端以氯化钙中和,易发生碱中毒。仅适用于连续性动一静脉血液透析(CAVHD)、CVVHD、连续性动一静脉血液透析滤过(CAVHDF)、CVVHDF。

4. 技术模式　包括连续性动一静脉血液滤过(CAVH),CVVH,CAVHD,CVVHD,CAVHDF,CVVHDF 缓慢连续性超滤(SCUF),高容量血液滤过(HVHF),持续高通量透析(CHFD),血浆置换(PE)和连续性血浆滤过吸附(CPFA)。

【临床意义】

1. 急性肾衰竭　对于急性肾衰竭(ARF)患者,传统的血液透析可加重脏器的损害,特别是重症患者。当需要清除体内大量水分时,对于 ARF 合并心血管系统不稳定、严重容量负荷过多、脑水肿、高分解代谢以及需要大量补充液体时应选用 CBP 治疗。特别是 CAVHDF 或 CVVHDF 大大提高了慢性肾衰竭患者的生活质量。

2. SIRS 和 MODS　由感染或非感染因素刺激宿主而触发的全身炎症反应,期间产生大量炎症介质,最终导致机体对炎症过度反应和失控而引起的临床综合征。SIRS 使全身内皮细胞和实质细胞受损,发展至不可逆休克和 MODS。目前认为没有哪一种炎症介质起决定性作用,早期发现和干预 SIRS 是治疗的关键。MODS 是 SIRS 的发展结果,也是大量炎性介质和细胞因子对机体损伤的结果。连续性血液净化(CBP)可通过体外循环对流和吸附作用清除炎症介质,改善 SIRS 的反应过程和预后,也使 SIRS 和代偿性抗炎反应综合征(CARS)处于新的平衡,稳定机体内环境,对防治 MODS 有重要意义。

3. ARDS　ARDS 也是常见的一种危重病,SIRS 患者中 25%发生 ARDS,而 ARDS 又是 MODS 中常见的受累器官。CBP 治疗均可改善 ARDS 的预后,不仅能清除炎性介质,同时对于肺水的清除也有益,能使肺内分流下降,改善了氧合功能。

4. 重症胰腺炎 一种非感染性 SIRS,其发病机制是胰蛋白酶的活化,消化自身胰腺组织,同时胰蛋白酶进入血液,作用于不同的细胞,释放出大量血管活性物质和炎性介质,导致胰腺坏死、炎性反应、血管弥漫性损伤和血管张力改变,引起多器官功能不全。应用 CBP 治疗重症胰腺炎,同时辅以腹腔灌洗或外科引流,可取得良好疗效。

5. 严重水、电解质紊乱

(1) 高钠血症:高钠血症致血晶体渗透压增高,从而导致细胞内脱水。对此患者如采用 CBP 治疗,效果更佳且安全。可根据患者的原发病情况和血液生化检查决定其净化方式和透析液或置换液的内容。

(2) 低钠血症:低钠血症其晶体渗透压低,从而导致细胞内水肿,据患者的病因及并发症情况选择净化方式,如合并水中毒则以血滤为主,合并酸碱失衡可做血液透析或血液透析滤过。

(3) 高钾血症:血液净化特别是血液透析是纠正高钾血症的有效方法。一般内科常规方法是促使钾离子从细胞外向细胞内转移,这些均是临时性应急办法,不如血液净化方便迅速。

(4) 低钾血症：应用血液透析或血液透析滤过将透析液中钾离子浓度调至510 mmol/L，做净化2～4小时血钾即可达到315 mmol/L左右，然后根据血钾水平再决定透析液中钾的含量或者决定从静脉补钾的速度及量。血液净化纠正低钾血症既迅速又安全。

(5) 水中毒：对任何原因所致的全身严重水潴留，凡一般常规方法治疗疗效不佳者，可采用CAVH或CVVH。

6. 肝衰竭　治疗范围为暴发性肝衰竭，慢性重型肝炎、慢性肝炎重度黄疸、胆汁淤积性肝病以及肝极量切除术和肝移植前后的肝支持替代治疗。对并发严重感染、肝肾综合征、肝性脑病的终末期肝病患者也可起到辅助治疗作用。血液净化的方式有血浆置换、血液灌流、血液吸附、体外肝辅助治疗(原代肝细胞培养、单克隆细胞株滤器)、体外肝灌流等。

7. 药物或毒物中毒　当内科治疗效果不佳或伴有严重脏器损害时，应及时应用CBP。CBP的超滤液中含血浆中的所有药物及其含量取决于血浆药物浓度和与蛋白的结合力，只有游离的药物才能被滤出。

血液净化在中毒治疗中的目的如下：

①在毒物动力学上有效，即能显著增加毒物的排出。

②在临床上有效，即能缩短中毒患者的病程和/或减轻病重程度。

③相比于其他治疗方法，如对症和解毒拮抗药治疗；具有良好的效价比和较小的风险。

第十节　血气分析监测技术

【设备要求】

全自动血气分析仪一般都包括pH电极、恒温装置、放大器、数字显示器、打印机和CO_2混合气体等。仪器应昼夜开机有利于机器的稳定，并应配备两套电极以避免一套电极老化时出现较大结果误差。

【监测方法】

1. 标本的采集和保存　尽量使用动脉血标本，针头进入血管后不要用力回抽，应让动脉血液自动流入注射器，作为判断所抽的血为动脉血的依据。血标本采集后应立即将针头部封死，并立即送检，最好在20分钟内测定完毕；特殊情况下可将标本放在冰水中，并置于冰箱中，但保存一般不应超过2小时。

2. 血气分析仪测定　按不同仪器操作规范向仪器注入适量血标本，分析仪自动处理标本并屏显和打印结果；血气分析中的项目和指标很多，除了pH、PO_2、PCO_2是由相应的电极直接测得以外，其余指标均是由Siggaard-Andersen列线图表通过血气分析仪附有的电脑装置间接得到。

【临床意义】

1. 酸碱平衡指标

(1) pH：由血气分析仪中的pH电极直接测得，主要反映酸碱内稳状态总的情况，是主要的酸碱平衡失调诊断指标。动脉血pH正常值为7.35～7.45(7.40)，人体赖以生存的极限pH为6.80～7.80。pH直接代表机体的酸碱状况，pH＞7.45为碱血症，＜7.35

为酸血症，pH 正常也不能表明机体没有酸碱平衡失调，需要结合其他指标综合分析。

(2) $PaCO_2$：动脉血 CO_2 分压，指以物理状态溶解在血浆中的 CO_2 分子所产生的分压，由血气分析仪中的 CO_2 电极直接测得。正常值 35～45 mmHg，$PaCO_2$ 是主要的呼吸性酸碱平衡失调的指标，并可反映肺泡通气情况，一般情况下，＞45 mmHg 提示呼吸性酸中毒，＜35 mmHg 提示呼吸性碱中毒。

(3) 碳酸氢根 HCO_3^-：有标准碳酸氢根(SB)和实际碳酸氢根(AB)之分，正常情况下两者是相等的即 SB＝AB。正常值 22～27 mmol/L，平均 24 mmol/L。SB 与 AB 均代表体内 HCO_3^- 含量，因此也是主要的碱性指标，酸中毒时减少，碱中毒时增加。两者的区别在于 SB 仅反映代谢因素，不能反映体内 HCO_3^- 的真实含量，而 AB 反映体内 HCO_3^- 的真实含量。AB 与 SB 的差值，反映呼吸对酸碱平衡影响的程度，有助于对酸碱失衡类型的诊断与鉴别诊断。

· 当 AB＞SB 时，提示呼吸性酸中毒，AB＜SB 时，提示呼吸性碱中毒。

· 当 AB＝SB，但均低于正常值时，提示失代偿性代谢性酸中毒。

· 当 AB＝SB，但均高于正常值时，提示失代偿性代谢性碱中毒。

(4) 碱剩余或碱储备(BE)：表示体内碱储备的增加与减少，是判断代谢性酸碱失衡的重要指标。正常值±3 mmol/L。正值为碱储备，负值为碱缺失，碱中毒时增加，并呈正值；酸中毒时减少，并呈负值。

2. 氧合状况的指标

(1) PaO_2：指动脉血液中物理溶解的氧分子所产生的分压。正常值一般为 80～100 mmHg。PaO_2 是判断缺氧和低氧血症的客观指标，一般只有当＜60 mmHg 时，临床才可诊断低氧血症，

(2) SaO_2：指动脉血液中血红蛋白在一定氧分压和氧结合的百分比，即氧合血红蛋白占血红蛋白的百分比。正常值 95%～97%。SaO_2 仅仅表示血液内氧与血红蛋白结合的比例，与 PaO_2，不同的是它在某些情况下并不能完全反映机体缺氧的情况，尤其是当合并贫血或血红蛋白减低时，此时虽然 SaO_2 正常，但却可能存在着一定程度的缺氧。

第十一节 腹腔内压监测技术

【设备要求】

1. 腹腔内导管法 无菌导管、压力传感器。

2. 腹腔镜手术中测压，气腹机。

3. 下腔静脉压 下腔静脉置管。

4. 胃内压 鼻胃管或胃造口置管。

5. 膀胱内压(囊内压) Foley 导管、三通接头导管、测压器。

【测定方法】

测压的方法有 2 种。

1. 直接测压法 是直接置管于腹腔内，然后连接压力传感器，或在腹腔镜手术中通过气腹机对腹压连续监测。

2. 间接测压法 是通过测量下腔静脉压力、胃内压力及膀胱内压来间接反映腹腔内

压力。

(1) 膀胱测压法:向膀胱置一根 Foley 导管,排空膀胱内尿液,注入 50～100 ml 生理盐水,通过 T 形连接或三通接头导管与测压器连接。患者仰卧,以耻骨联合为"0"点,水柱高度即为腹内压。膀胱内压可客观地反映腹内压,用于 ACS 诊断,又可评估腹内压上升时对循环、呼吸和肾功能的影响程度。通过 Foley 尿管接测压管的方法测量腹内压,简便易行,已被广泛接受。

(2) 胃内测压法:通过胃内放置的胃管或胃造口管注入 50～100 ml 盐水,将胃管与测压器连接。胃内压的"0"点位于腋中线。

(3) 下腔静脉压测定可通过股静脉插管测量下腔静脉压,临床上少用。

几种方法中,膀胱测压法简单准确,作为测定腹腔内压力的客观指标已被广泛接受。

【临床意义】

肠道是最易发生缺血、缺氧的器官之一,一旦受累,往往导致 MODS 迅速发生或恶化。胃肠道缺血、缺氧引起胃肠蠕动减弱,胃肠道胀气扩张;同时由于大量液体输入、血管通透性增高、炎症介质释放等原因,往往导致组织脏器水肿、腹水,均可致 IAP(intra abdominal pressure)升高,成为急性胃肠功能不全的早期表现之一。因此 IAP 升高既是腹腔间隔室综合征(ACS)的临床特征性表现之一,又是其他危重病患者胃肠功能不全以及 MODS 的早期信号之一。IAP 增高(IAH)和 MODS 之间形成恶性循环可进一步加重病情,监测 IAP 可以早期发现 IAH,及早采取各种措施降低 IAP,对于 MODS 的防治具有重要作用。ACS 时有全身的生理紊乱,一般在腹内压＜1.3 kPa 时心排血量和血压仍正常,但肝动脉血流明显减少;腹内压达 2.10 kPa 时,则出现不良的心血管反应;腹内压达 2.7 kPa 和 5.14 kPa 则分别出现少尿和无尿。根据 Cullen 等报道,将腹内压增高分为轻度(1.3～2.7 kPa),生理反应代偿良好;中度(2.18～5.4 kPa),可见失代偿;重度(＞5.4 kPa),出现严重的生理紊乱。中度以上的腹内压增高患者必须及时给予缓解,否则危及生命,病死率可在 50%～70%,及时诊断 ACS,并采取积极有效的措施及开腹减压,采用人造腹膜临床关闭腹腔,3～7 日后患者全身情况改善,腹膜张力下降后,再关闭腹腔。诊断 ACS 主要依据病史、腹内压的测量及并发呼吸、循环、肾、肝、胃肠和中枢神经系统等器官功能障碍的一系列临床表现,其中腹内压的监测是至关重要的一个因素。对于减压治疗的 IAP 阈值仍没有统一认识,Meldrum 等提倡根据膀胱压的检测对腹内压进行分级。当膀胱压＜25 mmHg 时(1 级和 2 级),应维持足够的血容量或高血容量状态,以保持器官的血液灌注;当膀胱压为 20～25 mmHg 时(3 级),应进行某种形式的减压以挽救患者;当膀胱压力＞25 mmHg 时(4 级),必须进行减压。研究发现,AP 为 20 mm Hg 为外科减压阈值的 ACS 生存率最高,剖腹减压手术能使受损的器官功能很快恢复正常。

第十二节　X 线监护技术

【设备要求】

移动式医用 X 线机、通用型 X 线机,配备心血管、胃肠道、儿科、手术室等专用 X 线机,常规配备影像增强电视系统。

【监测方法】

一般仅采用常规检查，即透视和X线摄片。

1. 透视　简便实用，可转动患者体位进行多方位实时观察器官的活动及形态变化。如胸部透视观察心脏、大血管搏动、膈肌运动；术中透视观察骨折复位情况等。

2. X线摄片　基本手段，适用于人体任何部位，对比度和清晰度均较好，一般需互相垂直的两个方位摄片，例如正位及侧位，或根据病情需要采取特殊体位和投照方式。

【临床意义】

1. 严重创伤、多发伤

(1) 头颅外伤，X线平片是诊断颅骨骨折和颅缝分离的有效方法。在观察骨折时应注意以下几点：

①若骨折线跨过血管沟槽迹影，如脑膜中动脉迹影，静脉窦压迹、板障静脉迹影，很可能撕破血管导致出血而形成脑外血肿。

②若骨折线通过鼻旁窦、中耳及乳突，可能因开放性骨折导致颅内感染。

③若骨折线通过脑神经管和孔，可能造成相应脑神经和伴行血管损伤。

④凹陷性骨折如凹陷深度超过1 cm者，常提示压迫脑组织较重而需复位处理。

(2) 脊柱外伤

①上颈椎损伤与延髓生命中枢关系密切，常产生严重后果。寰枢椎骨折/脱位患者，除可见寰椎、枢椎齿状突骨折、移位外，张口位显示两侧块与齿状突间距不对称，侧位见寰椎前弓后缘与齿状突前缘间距增大，寰椎与枢椎棘突不在一条线上。

②胸腰椎骨折对躯体的稳定性影响较大。椎体单纯压缩骨折，表现为单发或多发的椎体前半部压缩楔状变形，椎体密度正常或增高，常见于下胸椎或上腰椎，椎间隙一般无改变；严重者为椎体爆裂骨折，除椎体高度降低外，椎体向四周裂开，可伴发椎弓骨折。

③脊柱爆裂骨折、脊柱脱位提示损伤脊髓、神经根可能。

(3) 胸部外伤：直接暴力导致肋骨或胸骨粉碎性骨折或移位显著时，可伴有并发症，如气胸及液(血)气胸，肺、胸壁和心脏异物等；肺挫裂伤表现为肺纹理增粗，边缘模糊，或边缘模糊的斑片状或大片状阴影；肺撕裂伤可形成肺囊肿，表现为薄壁的环形透亮区，而肺血肿形成则表现为边缘光滑的圆形密度增高影；有肺不张者提示可能伴有支气管断裂伤；纵隔血管的损伤可发现纵隔增宽；气管、支气管损伤可显示出气管、支气管周围平行的透亮气体影与支气管柱成角，或表现为张力性气胸和纵隔气肿。

(4) 骨盆外伤：环外孤立性骨折无重要临床意义；骨盆环单骨折，以坐骨和耻骨骨折为多见；骨盆环双骨折多为前后分布，要特别注意后半骨盆的骨折和脱位，可能损伤盆腔的内脏、大血管等。

2. 心肺疾患

(1) 肺动脉高压：高流量性肺动脉高压主要见于左向右分流的先天性心脏病，血管阻塞性肺动脉高压主要有肺动脉血栓、栓塞和动脉炎。X线胸片可显示肺动脉段明显凸出，肺动脉大分支扩张，肺门搏动增强，肺动脉外围分支变细、稀疏，右心室增大等。

(2) 肺静脉高压、肺水肿：肺静脉高压主要见于各种原因引起的左侧心力衰竭。X线胸片可显示左心房、左心室增大；肺纹理增粗、模糊，肺野透亮度减低，肺门增大、模糊、搏动、减弱。

肺静脉压力进一步增高,肺毛细血管内血浆外渗到肺间质组织或肺泡中,引起间质性/实质性肺水肿。间质性肺水肿可看到上、下肺血流倒置现象及间隔线出现,出现少量胸腔积液。实质性肺水肿表现为弥漫性肺水肿即两肺广泛分布的粟粒状或斑片状模糊影,或中央型肺水肿即一侧或两侧肺门区的大片状模糊影。

(3) 肺部炎症:各种病因引起的肺部感染表现有相似之处,实质性肺炎为肺泡内充满炎性渗出物和炎性细胞,将肺泡内空气排除并取而代之;间质性肺炎为肺间质内的炎性水肿或渗出物挤压肺泡和小支气管使其中的气体减少。肺野由于肺内气体减少而透光度减低,由于渗出物的存在而密度增高。

肺炎的X线表现一般分为大叶性肺炎、支气管肺炎和肺急性炎变。是指病变的分布范围。大叶性肺炎按肺叶或肺段分布,支气管肺炎按肺小叶分布,肺急性炎变的分布是在肺叶的范围内不受肺段或小叶的限制。

肺脓肿是肺实质的炎症性坏死,开始为实质性,但迅速液化并与支气管相通,排出脓液形成X线检查可见空洞。

危重患者的急性吸入性肺炎,吸入物中的胃酸损害肺毛细血管壁造成血管通透性增高,引起急性肺水肿甚至心力衰竭。而慢性吸入性肺炎由于吞咽功能障碍或喉返神经麻痹而致异物反复吸入导致的肺炎,基本表现为两肺的支气管肺炎,可呈肺段分布,常伴肺不张。

3. 急腹症

(1) 胃肠道急性穿孔

①气腹,是胃肠道穿孔的重要征象,常表现为膈下出现半月形透亮游离气体影。

②小网膜囊充气或充液,胃或十二指肠后壁穿孔至小网膜囊常被包裹,表现为脊柱与胃小弯间半月形透亮影,立位可见液平面,侧位有胃后充气。

③腹膜后充气,慢性溃疡与后腹膜粘连后发生穿孔时,气体可穿入腹膜后间隙使之充气。

④通过胃肠腔内气体的对照,有时可直接看到溃疡龛,或服用碘剂见造影剂外溢,可显示壁龛或充盈缺损等。

(2) 肠梗阻

①肠梗阻基本征象

·梗阻近端肠管扩张、充气、积液,典型者立位呈阶梯状液平面,一般认为小肠内径>3 cm,结肠内径>6 cm为异常。

·肠管动力和张力的改变,早期肠蠕动亢进,张力高,表现为短液平面且高低不一,后期多为长液平面且多呈同一高度。

·远侧肠管内气体减少至完全消失。

②提示梗阻原因的征象

·出现嵌顿肠曲的特殊形态,或有空、回肠换位者,大多为小肠扭转。

·腹内有散在钙化斑,成人可能为结核性腹膜炎,小儿可能为胎粪性腹膜炎。

·在肠管充气对比下见卷曲成团或聚集成束的影像者,可能为蛔虫梗阻。

·见有多数扩张受限、位置固定的紧缩肠管合并多数小液平者,可考虑为粘连性肠梗阻。

③绞窄性肠梗阻的征象

·出现闭襻肠曲的特殊形态、“咖啡豆”征、假肿瘤征,或发现空、回肠转位。

·合并肠坏死的表现:出现僵直狭窄肠管征,若出现右下腹条纹状透亮影则提示肠系膜静脉气栓,是肠壁坏死的可靠征象。

第十三节 CT监护技术

【设备要求】

螺旋CT采用容积扫描,检查速度快,采集的扫描数据可以组成任意平面或方向的重建,得到真正的三维图像,诊断价值极大提高。

【检查方法】

1. 平扫 不用对比剂的扫描。一般先行平扫。

2. 增强 血管内注射对比剂后的扫描。可分为常规增强扫描、动态增强扫描,延迟扫描等。

3. CT血管造影(CTA) 静脉注射造影剂后,在目标血管内对比剂浓度达到最高峰时段,进行螺旋CT扫描,经计算机图像后处理再现技术重建成靶血管数字化的立体影像。

4. CT灌注成像 一种功能成像,反映组织微循环的血流灌注情况。

【临床意义】

1. 严重创伤、多发伤

(1) 颅脑创伤:脑挫裂伤表现为局部片状低密度水肿区夹杂点片状高密度出血灶,可合并蛛网膜下隙出血及占位效应,严重者出现脑疝,硬膜外血肿表现为颅骨内板下梭形高密度影。硬膜下血肿表现为颅骨内板下新月形高密度影。脑内血肿表现为脑内类圆形或不规则形高密度影,周围有低密度水肿带。2周至2个月期龄的血肿,边缘呈环形强化。

(2) 脊柱脊髓创伤:CT检查及三维重建可观察脊柱解剖结构、骨性椎管及椎管周围软组织损伤的情况。CT可清楚显示寰、枢椎骨折/脱位及脊髓受压程度,显示胸腰椎骨折的部位及移位的方向、范围,显示脊柱中枢损伤情况以及椎管形态、椎管内碎骨片或血肿等,判断有无受压、梗阻改变,并了解椎管狭窄的程度。椎体爆裂骨折碎骨片向四周移位,观察的重点是骨折对脊髓和神经根的影响。脊髓挫裂伤时,外形膨大、边缘模糊,髓内密度不均,有时可见点状高密度出血。

(3) 胸部创伤;胸部创伤有肺挫伤、肺撕裂、气管及支气管撕裂等,伴有气胸、血胸、骨折等。肺挫伤表现为一侧或双侧肺内浸润影像分布与肺段、肺叶无关。肺撕裂表现为局部大小不等的高密度血肿,如发生在肺外周胸膜下,可形成薄壁囊肿。气管、支气管撕裂表现为纵隔气肿、气胸;主支气管完全断裂时,另起一侧肺不张。

严重创伤后常合并急性呼吸窘迫综合征,由于间质水肿和肺泡萎陷,早期可见肺纹理增粗、模糊;病情进展则见两肺弥漫性斑片影,其内可见充气支气管。

(4) 腹部脏器损伤

①腹部实质性脏器及腹膜后器官损伤表现为肝、脾、胰、肾等实质性脏器的出血或断

裂，呈高低不等的混杂密度影，形态不规则，边缘模糊。包膜下血肿为新月形或双凸镜状高密度影，CT 值 60～90 Hu，边界清楚。CT 增强检查可动态评价实质性脏器的功能和发现血管损伤后出血。

②小肠损伤表现为腹腔和后腹膜积液、肠壁增厚（>3 mm）。受累肠曲附近出现高密度血块和肠系膜积液。肠穿孔可发现肠腔外气体，口服对比剂外溢。

（5）盆腔脏器损伤：膀胱挫伤引起肌肉损伤和壁内血肿，表现为局限性膀胱壁增厚、密度不均；腹膜外膀胱破裂较常见，常伴骨盆骨折，破裂口位于底部或前壁，尿液和对比剂外溢至膀胱周围；腹腔内膀胱破裂发生于顶部，尿液和对比剂直接溢入腹腔间隙内形成腹腔积液。

2. 脑血管疾病

（1）脑梗死：急性脑血管闭塞导致脑组织缺血坏死，脑实质出现低密度区，累及灰、白质，范围与闭塞血管供血区一致，脑梗死后 3～5 天为脑水肿高峰期，严重者可见脑疝征象。出血性梗死则在低密度区域内出现不规则斑点、斑片状高密度灶。

CT 灌注成像：在急性或超急性脑局部缺血时，即可出现不同程度的持续性灌注不足等异常。

（2）脑出血：自发性脑内出血，急性期血肿呈边界清楚的高密度灶，大量出血可破入脑室和蛛网膜下隙。血肿周围有低密度水肿带。

（3）颅内动脉瘤：好发于脑底动脉环，平扫为边缘清楚的囊状高密度，均匀强化，血栓部分无强化。CTA 可直观显示载瘤动脉、囊状突出的动脉瘤和瘤内血栓造成的充盈缺损。

（4）动静脉畸形：好发于大脑前、中动脉供血区，表现为边界不清的混杂密度灶，可有钙化，呈斑点或弧线形强化，有时可显示粗大的供血动脉及引流静脉。

3. 急性胸痛的三联检查　急性胸痛患者往往考虑 3 种疾病：一是冠心病、冠状动脉狭窄，二是肺梗死，三是主动脉夹层动脉瘤。

（1）肺栓塞：CT 可显示肺梗死的楔形实变影。CT 增强扫描能显示血管管腔狭窄及腔内的充盈缺损；CTA 能显示血栓全貌。

（2）冠心病：缺血坏死心肌 CT 值减低（一般为 5～10 Hu），增强扫描时坏死心肌处对比剂蓄积增加，缺血但未坏死心肌无此变化。CTA 可多视角观察冠状动脉主要分支管腔有无狭窄及其部位、范围和程度，显示管壁结构及斑块特征。

（3）主动脉夹层：平扫显示钙化内膜内移，假腔内血栓，主动脉夹层血液外渗、纵隔血肿、心包和胸腔积血等。增强及 CTA 见主动脉双腔和内膜片，通常真腔较小，充盈对比剂较快，假腔较大，充盈对比剂较慢，并可显示内膜破口及主要分支血管受累情况。

4. 急性胰腺炎与胆系感染

（1）急性胰腺炎：水肿型胰腺炎表现为胰腺增大，密度减低，边缘模糊，肾周筋膜增厚，胰腺组织均匀强化。出血坏死性胰腺炎因胰腺内坏死、出血而使整个胰腺密度很不均匀，且胰腺坏死区无强化；胰腺坏死组织及分泌物波及胰周，表现为脂肪坏死、积液和周围脏器的累及，可出现蜂窝织炎、脓肿等并发症。

（2）急性胆囊炎：常见表现为胆囊明显扩大，壁弥漫性增厚，持续性明显强化；腔内结石；胆囊窝积液，胆囊周围水肿。胆囊穿孔时局部胆囊壁增厚，呈不均匀强化。如胆囊周围肝组织内出现低密度水肿带，提示胆囊周围脓肿形成。气肿性胆囊炎特征性改变是胆囊壁内和(或)胆囊内见气体影。出血性囊炎则胆囊内容物为血性密度。

(3) 急性化脓性胆管炎：基本征象是肝内、外胆管明显扩张，在扩张的胆管内可见脓性分泌物，其 CT 值高于胆汁。胆管壁广泛增厚，明显强化。严重病例可见肝内多发脓肿，多数患者可见胆系结石。

第十四节　MRI 监护技术

【设备要求】

永磁型和超导型磁共振。永磁型磁共振磁场强度较小，均匀度较差，临床应用受到限制。超导型磁共振场强高，磁场均匀稳定，目前主要有 1.5 T 和 3.0 T 机型，图像质量稳定，临床诊断价值高。有条件的可配备开放式设备和头部、心脏、血管等专用设备。

【检查方法】

1. 平扫　通过人体组织本身的特性获得图像的扫描方法。常用 T_1WI、T_2WI、水抑制、脂肪抑制等扫描参数/序列。

2. 增强　从静脉注入 MRI 对比剂的检查。对比剂可增高靶区与相邻结构的对比，更好地显示病变。也用于血管成像。

3. 磁共振血管成像(MRA)　利用特定的磁共振技术来显示血管和血流信号的检查方法。对全身大血管效果较好。

4. 弥散成像(DWI)　以图像来显示水分子的微观扩散运动受限程度，主要作用是反映体内微循环情况。

5. 灌注成像(PWI)　用来反映组织微循环分布及其血流灌注情况、评估局部组织活力和功能。

【临床意义】

1. 严重创伤、多发伤

(1) 颅脑创伤

①脑挫裂伤病理为脑组织水肿和散在出血灶，脑水肿 T_1WI 为等或低信号，T_2WI 高信号，皮、髓质分界不清，脑室、脑沟裂狭小；脑内点片状出血信号变化复杂，大致为急性期呈短 T_1、短 T_2 信号，亚急性期呈特有的短 T_1、长 T_2 双高信号。反映了血肿内血红蛋白由氧合血红蛋白逐步向含铁血黄素的转变过程。

②硬膜外血肿呈梭形，血肿与脑组织之间可见线状低信号的硬膜分隔；硬膜下血肿呈新月形；常与脑挫裂伤并存，有占位效应。

(2) 脊柱脊髓损伤：MRI 能显示椎骨的创伤、移位，通过脊髓创伤的形态及其内部信号变化来判断脊髓损伤的程度，还能观察到神经根撕脱和硬膜囊撕裂等情况。脊髓挫裂伤，脊髓呈梭形增粗，前后蛛网膜下隙变窄。水肿是急性脊髓创伤的早期表现，呈长 T_1、长 T_2 信号；脊髓内出血血肿信号变化与脑内血肿相似。脊髓横断伤可见脊髓与硬膜囊断裂或接近断裂，蛛网膜下隙中断或几乎中断，断裂处脊髓呈盲端、增粗。韧带撕裂表现为肿胀、增厚，低信号条纹影连续性中断。

(3) 腹部创伤

①肝、脾、胰挫裂伤及包膜下血肿：邻近包膜下的裂伤易渗液或渗血至包膜下，造成肝、脾、胰包膜下积液或积血，挫裂伤则表现为脏器局部肿胀、边缘不连续，T_1 信号减弱，T_2 信号增高；伴有出血则信号不均匀。

②肾挫裂伤：肾局部或全肾肿胀增大，皮、髓质分界不清，伴有多发小灶性出血时，信号不均匀。撕裂口在 T_1WI、T_2WI 像中通常与周围受累的肾实质一起表现为斑片状、不均匀的中低混杂信号，边缘模糊；肾周液体在 T_1WI 表现为低信号，常局限于肾周筋膜内，而周围脂肪则表现为高信号。肾盂肾盏受压变形。

(4) 盆腔创伤：膀胱损伤表现为壁水肿增厚，若断裂则在 T_2 像中表现为高信号尿液衬托下见低信号的膀胱壁中断，膀胱顶壁破裂在矢状位上显示清楚。MRI 易于区分腹膜内或腹膜外破裂，前者常发生于顶部，尿液和对比剂可直接溢入腹腔间隙内，表现为腹腔积液。

2. 脑血管疾病

(1) 脑梗死：MRI 对包括小脑和脑干在内的脑梗死灶发现早、敏感性高，脑缺血超急期即可发现弥散受阻、持续性灌注不足。缺血早期即出现长 T_1、长 T_2 水肿信号，局部脑回肿胀，皮、髓质分界不清。若病侧脑血流缓慢甚至停止，脑动脉流空现象消失。增强扫描，急性期和超急期脑梗死区血管内增强现象，脑实质不强化或轻度强化。

(2) 脑出血：MRI 表现比较复杂，大致为急性期呈短 T_1、短 T_2信号，亚急性期呈特有的短 T_1、长 T_2 双高信号。反映了血肿内血红蛋白由氧合血红蛋白逐步向含铁血黄素的转变过程。血肿周围可见长 T_1 长 T_2 水肿带。

(3) 颅内动脉瘤：好发于脑底动脉环，无血栓动脉瘤，呈无信号流空影或出现“涡流”信号。血栓形成时多呈高低相间的混杂信号。MRA 可显示与载瘤动脉相连的囊状物，并同时显示血栓和残腔。动脉瘤破裂时，继发性蛛网膜下隙出血，MRI 的 FLAIR 序列显示敏感。

(4) 颅内动静脉畸形：好发于大脑前、中动脉供血区，MRI 可显示蜂窝状或蚯蚓状异常血管团，注射对比剂后血管团明显强化。MRA 可直观显示 AVM 的供血动脉、异常血管团及引流静脉。

3. 急性胸痛的检查

(1) 肺栓塞：增强 MRI 可清晰显示肺动脉主干及大分支内的结节状或条状病灶。心脏造影能显示大血管的血栓并同时观察心脏功能。

(2) 冠心病：MRI 是冠心病常规检查技术，其“一站式”扫描能够观察心内结构、心功能、室壁运动状态，显示室壁瘤、心肌缺血和心肌活性等，直接指导临床治疗。MRI 心肌灌注延迟显像技术可用来识别成活心肌，一般认为，心肌灌注延迟显像正常心肌信号可被完全抑制呈黑色，若出现高信号，则提示瘢痕组织。

(3) 主动脉夹层：SE 序列显示真腔小，无或低信号；假腔大；其内可见不规则混杂信号。CEMRA 显示真假腔间的线状内膜片随血管呈螺旋样延伸。

4. 急性胰腺炎与胆系感染

(1) 急性胰腺炎：常见表现是胰腺肿大伴胰周积液。肿大胰腺信号不均匀，增强扫描不均匀强化。胰周渗液在 T_1WI 呈低信号，在 T_2WI 呈高信号。出血坏死性胰腺炎出血

灶在 T_1WI 表现为高信号，动态增强扫描胰腺坏死区无强化。MRI 可清楚显示胰腺炎的并发症，假性囊肿在 T_1WI 为低信号，在 T_2WI 为均匀高信号；复杂囊肿如合并出血、感染及坏死物形成则呈不均匀的混杂信号。

(2) 急性胆囊炎：常见表现是胆囊腔增大，胆囊壁增厚和胆囊周围积液，部分患者可见胆囊结石和胆囊周围脓肿并累及邻近脏器。显著增厚的胆囊壁呈三层结构，内层与外层因充血而显著强化，中间层为水肿区，强化不明显，呈低信号。

(3) 急性化脓性胆管炎：基本表现为胆管扩张和胆管壁增厚，胆管壁强化明显、持续时间较长。MRCP 检查可了解梗阻原因、狭窄范围和程度。

第十五节　超声在 ICU 的监护

【设备要求】

实时超声成像仪，2～5 MHz 探头。

【检测方法】

将超声探头置于需要监测的脏器体表对应处，观察超声成像仪。液体在超声下表现为无回声区，如在相应的浆膜腔内发现了无回声区，则可做出诊断及测量。诊断的正确度和精确度取决于操作医师的手法、经验，对胸腔、腹腔、心包这三处部位的扫查既有相通点，但又因其解剖部位的不同而有其各自需要注意的地方。

【临床意义】

1. 胸腔积液

(1) 体位：常规采用坐位。患者背对医师而坐。医师先将探头置于背部及腋中线处行纵面观察，当见到积液无回声区后，再将探头从该区上缘起沿肋间做斜向切面观察；以了解积液的范围及最宽深度。ICU 患者病情较重，多为卧位或半卧位。仰卧位检查时，患者将手置于头侧，先于腋中线及腋后线处行纵切观察，然后于腋中线与腋后线间肋间横向切观察，从肝上缘处起逐一向上观察至液体消失出现肺的强回声处。少量积液时，可在腋中线与腋后线间第 8～10 肋间处探测到。

(2) 诊断

①游离性胸腔积液：少量游离的胸腔积液首先积聚于胸腔的底部，X 线常不易察觉，超声显像时可通过肋缘下斜切，或在第 8～10 肋间肋膈角处观察，一般在肺的强回声与膈肌及肝之间，呈现长条形或近似三角形的无回声区，其范围和形态可随呼吸运动和体位的改变而变更；当积液量逐渐增多，无回声区的范围也随之扩大；当积液较多，纵切探测时，无回声区呈上窄下宽的三角形，横向沿肋间探测时，则呈片状无回声区，探头愈向内下方倾斜或愈向下移动，液体愈多，无回声区的范围也愈广，往往可弥漫平铺在整个膈面之上。大量胸腔积液时，由于液体可达肺尖处，因此，整个胸腔均呈一大片无回声区，膈肌回声带向下移位，心脏回声向健侧移位。于剑突下探测时均可显示患侧胸腔内大片无回声区，尤其在左侧，有时甚至在肋缘下也可探测到积液的无回声区。

②局限性胸腔积液：为局限于胸腔某处的积液。可局限于胸壁、肺底、叶尖、纵隔等处，表现为无回声，部分透声差或有分隔。

(3) 脓性及血胸：多数胸腔积液透声较好，但当胸腔积液中有脓性或血性成分时，透声就会变差，表现为无回声区内出现微弱、散在的点状或絮状的低回声漂浮，侧动身体后，漂浮现象更明显。当急性外伤患者胸腔内发现透声欠佳的无回声区时，高度怀疑血胸可能。

（4）鉴别诊断：

①与腹水鉴别：肝周及脾周有积液时，如患者有大量腹水且又被处于仰卧位，这时就要注意与少量胸腔积液鉴别。鉴别点在于：胸腔积液位于膈肌上方，积液内可见漂浮的三角形肺组织；腹腔积液位于膈肌下方，肝肾隐窝、脾肾隐窝及盆腔内也可见到游离性无回声区。

②与心包积液鉴别：心包及胸腔位置接近，大量心包积液时，无回声区范围较广，不仔细扫查会误以为是胸腔积液。同样，大量胸腔积液时，无回声区会波及心包周边，有时也会误以为心包积液，它们的鉴别点在于：胸腔积液内有肺组织漂浮，而心包积液里没有。医师在扫查大量胸腔积液患者的心前区时，请务必注意鉴别。

2. 腹水

（1）体位：常规采用仰卧位。医师依次扫查盆腔、肝肾隐窝、脾肾隐窝等最易积聚液体的部位。

（2）诊断：腹腔积液在超声下通常表现为无回声区，透声好，当其内出现脓性或血性成分时，液体变得浑浊，出现点状及絮状的低回声，甚至条索样的高回声。根据腹水的分布可分为游离性腹水和局限性腹水。

①游离性腹水：人体仰卧位时，腹腔最低点位于肝肾隐窝，因此少量的腹水首先聚积于肝肾隐窝。超声探头置于肋间或肋缘下显示出肝肾切面，表现为肝下缘条带状或三角形的无回声区；当积液量增多，无回声区范围也不断增大。随后可在道格拉斯窝、髂窝、脾肾隐窝处发现无回声区。大量腹水时，液体波及膈顶处，超声下可见无回声区环绕整个肝和脾。

②局限性腹水：为局限于腹腔某处的积液，可单发也可多发，一般透声较差，内见分隔。

（3）鉴别诊断：与膀胱鉴别：腹水积聚在盆腔，有时形似于充盈的膀胱腔。鉴别点为：膀胱内的无回声区形态规则，边缘有规则的膀胱壁勾勒；男性者向下扫查可见毗邻的前列腺回声。而盆腔积液一般形态不规则，边界为肠管。另外，已置入导尿管的患者膀胱有圆形球囊回声，可以此作为鉴别。

3. 心包积液

（1）体位：坐位、仰卧位均可。医师沿患者左侧肋间扇扫心前区，也可将探头置于剑突下观察。

（2）诊断：超声诊断心包积液敏感性和特异性都很高，对少量甚至微量（<50 ml）的心包积液都能检出。积液常为弥漫性，有的可为局限性。

①心包腔内液体 30～50 ml 时为微量心包积液，局限在房室沟附近，也可延伸到左心室后下壁无回声，心包腔无回声区宽 2～3 mm。

②心包腔内液体 50～200 ml 时为少量心包积液，左心室后壁心包腔内出现 5 mm 左右的无回声区，而心尖部和右心室前壁心包腔内未见明显无回声区。

③心包腔内液体 200～500 ml 时为中量心包积液，整个心包腔内可探及弥漫分布的

液性暗区，并沿房室沟上方和前方扩展。右心室前壁心包腔内出现 5～10 mm 液性暗区，左心室后壁心包腔内液性暗区宽 10～20 mm。

④心包腔内液体超过 500 ml 时为大量心包积液，此时心脏游离在液体内摆动，即收缩期向前，舒张期向后，摆动的幅度与液体的黏稠度有关；心包腔上下、内外均有较宽的无回声区，且＞20 mm。

第十六章　ICU 救治技术

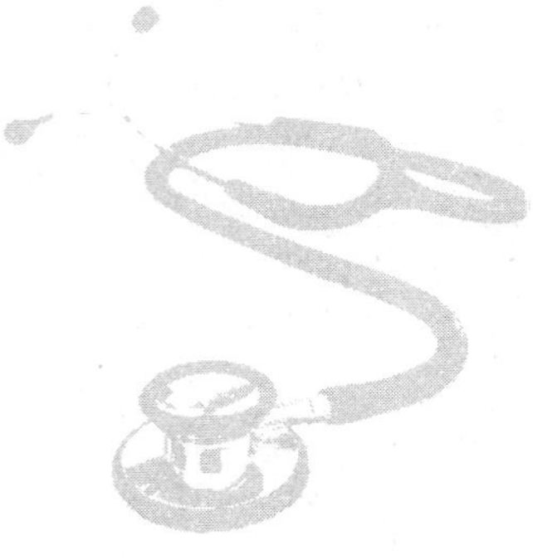

第一节　生命体征支持技术

一、基本生命支持(BLS)技术

【物品准备】

徒手操作。

【操作方法】

1. 畅通气道(airway)

(1) 压额举颌法:通常将手置于患者前额部加压使其头后仰,便可使下颌前移而使舌根离开咽喉后壁,气道便可畅通,另一手抬举后颈部,用食指和中指将下颌推向前上方,注意避免软组织压迫气道。

(2) 下颌推前法:怀疑颈部外伤的患者,可以在患者的头后方,双手托下颌向前。

2. 人工呼吸(breathing)　以口对口呼吸效果最好。在畅通气道的基础上,将置于患者前额部的拇指与示指捏住患者的鼻孔,深吸气后,使操作者口唇与患者口唇的外缘密合后用力吹气。如患者牙关紧闭,可改为口鼻呼吸。复苏开始应连续 2 次快速大吹气,以后每 5 秒吹一次(儿童或婴儿约每分钟 20 次,新生儿每分钟 30～60 次)。

3. 人工循环(circulation)　建立人工循环采用胸外心脏按压。患者取水平位,如平卧在床上,则于患者背部垫以硬板。快速找到胸骨下半部:用靠近患者足侧那只手的示指、中指,找出肋骨的边缘,沿着肋骨的边缘找到的胸骨的剑突,将另一只手贴着第一只手手指的上方,放置于胸骨的下半部;把第一只手重叠在位于胸骨那只手的上方。按压的幅度为 4～5 cm。以 100 次/分的速率按压 30 次,开放气道并相应给予人工呼吸 2 次,做 4～5 个周期后再评估循环和呼吸情况。

【技术要求】

1. 气道开放后应迅速检查并清除口咽部分泌物和异物等。

2. 口对口呼吸应保证有足够量的气体进入并使胸廓起伏。

3. 要保证按压质量。

(1) 有力的按压(push hard):要使胸壁下陷 4～5 cm。

(2) 快速按压:按压速率要达到 100 次/分。

(3) 每次按压后让胸壁完全复位,保持按压和解除按压两阶段时间相等。

(4) 尽量减少按压的中断。

(5) 按压人每 2 分钟轮换。

4. 有效胸外心脏按压的标志 包括:大动脉处可扪及搏动;发绀消失,皮肤转为红润;可测得血压;散大的瞳孔开始缩小,甚至出现自主呼吸。

【临床应用】

一旦发生心跳、呼吸骤停,应争分夺秒,紧急实施徒手心肺复苏术,适用于各种场合。

二、高级生命支持(ACLS)技术

【物品准备】

1. 抢救器材及物品 包括供氧系统、气管插管及器械、面罩、简易呼吸器(机)、心电图机、电除颤仪、负压吸引器、骨折固定设备、绷带、穿刺针及输液设备等。

2. 抢救药品 包括呼吸兴奋药,强心、利尿、抗心律失常、镇痛、镇静、抗过敏、平喘、升压,降压、止血,平衡液,706 代血浆(羟乙基淀粉)、20%甘露醇等药物。

【操作方法】

1. 电除颤

(1) 基本操作步骤:包含以下内容。

①确认心室纤颤、心室扑动或无脉室性心动过速。

②开启除颤器电源,确定非同步模式。

③电极板涂导电糊或垫盐水纱布。

④选择能量并按充电按钮,一般推荐单相波形除颤电量第一次为 200 J,第二次为 200～300 J,第三次为 360 J。

⑤准确安放电极板,一般心尖电极置于左锁骨中线第 5 肋间,胸骨电极位于胸骨右缘第 2 肋间。

⑥口令指示并确认安全后同时按压两极电按钮。

(2) 小型双相波形自动体外除颤仪(AED)操作,分为以下 4 步。

①接通电源,仪器发出语音提示,指导操作者进行以下步骤。

②安放电极:迅速把电极片粘贴在患者的胸部并用力压紧电极,位置同上。

③分析心律:心律自动分析需要 5～15 秒。如果患者发生心室颤动,仪器会通过声音报警或图形报警提示。

④电击除颤,按电击键前必须确定已无人接触患者,或大声宣布“离开”。电容器自动充电,并有声音或指示灯提示。第 1 次电击后,AED 自动重新开始心律分析,若心律仍为室颤,AED 仪会发出提示并自动充电,然后进行第 2 次甚至第 3 次除颤;完成一组 3 次的除颤后,仪器会自动停止 1 分钟,以便再进行 CPR;双相波形除颤电击能量选择 150～200 J。

2. 通气和气道管理

(1) 供氧:只要具备条件,应尽快充分供氧,推荐在 BLS 和 ACLS 中使用 100%浓度氧气。

(2) 面罩通气，对未行气管插管者，复苏早期是简单有效的建立人工通气的方法。

(3) 建立人工气道：气管内插管，根据插管途径，分为经口腔和经鼻腔两种；亦可依据插管时是否利用喉镜暴露声门，分为明视和盲插两类。经口腔明视气管插管，临床上应用最广。

(4) 通气支持：球囊简易呼吸器维持通气；如果需要持续人工通气，应使用呼吸机进行机械辅助通气。

(5) 气道管理：及时吸引气道分泌物，充分湿化，保持气道通畅。

3. 迅速建立静脉通道　尽早建立可靠的静脉通道是 ACLS 阶段最为重要的举措。

4. 药物应用

(1) 肾上腺素：心肺复苏常规用药，主要通过激动 α-肾上腺素能受体，使心肌血流量和冠状动脉灌注压增加，利于心跳恢复。推荐剂量是 1 mg 静脉注射，3～5 分钟重复一次。

(2) 血管加压素：比肾上腺素更有效地促进心搏骤停自主循环的恢复，提高冠状动脉灌注压、重要器官血流量、扩张脑血管，改善大脑氧供，不增加心肌耗氧量，可替代肾上腺素剂量 40 mg，静脉注射。

(3) 胺碘酮：首选用于初始治疗的血流动力学稳定的宽 QRS 心动过速。胺碘酮 150 mg静脉注射 10 分钟以上，随后 0.5～1.0 mg/min 静脉输入，每日最大量 2.0 g。

(4) 利多卡因：作用弱于胺碘酮，作为次选药。用于在除颤后和应用肾上腺素后，室颤(VF)和无脉性室速(VT)仍持续存在，或控制血流动力学障碍的阵发性室性心动过速，或血流动力学稳定的室性心动过速。在心搏骤停时，起始量 1.0～1.5 mg/kg 静脉注射，VT/VF 时，0.5～0.75 mg/kg 静脉注射，3～5 分钟或以上，总量不超过 3 mg/kg。阿托品：通过解除迷走神经张力，加速窦房结放电和改善房室传导。适用于具有血流动力学意义的心动过缓(窦缓或房室传导阻滞)和心搏骤停时所伴随的心动过缓及心脏停搏。一般用 1 mg 静脉注射，可每隔 5 分钟重复给药。

(5) 拟肾上腺素类加压药物，如多巴胺、间羟胺、去甲肾上腺素等。常单独或联合用于 CPR 后心跳搏动已恢复，但血压尚不稳定(偏低)时，需根据血压调节用量。

(6) 多巴酚丁胺：其有益作用可能与降低左心室充盈压有关，除有正性肌力作用外，通过反射性外周血管扩张，进一步增加心排血量，减低心室后负荷，而动脉压不变或反有所降低，应用剂量为 2～20 μg/(kg·min)。

5. 开胸心脏按压术

(1) 指征

①因胸廓畸形等原因，胸外按压触摸不到颈动脉搏动，估计继续按压难以奏效。

②疑有心包压塞或张力性气胸。

③怀疑患者有难以控制的内出血。

④顽固性室颤，经多次电击不能复律，虽经复苏药物治疗，心脏仍处于无收缩状态。

(2) 方法

①控制呼吸，气管内插管并给予机械通气。

②迅速消毒、开胸，在左前胸第 4 或第 5 肋间切口进入胸腔，切开心包。

③准确按压，单手时，拇指在前（右心室部），其余 4 指在后（左心室部），主要是按压心室；按压频率 80 次/分，按压有效时，心肌色泽转红，张力增加，由细颤转为粗颤。

④除颤，待心肌色泽转红，张力改善，室颤变粗，宜抓紧这一有利时机除颤。电极板分别置于左、右心室壁，电极板外缚一层盐水纱布，以利导电并减少对心肌灼伤。目前主张低能量除颤，可先用 10 J，必要时可加至 20～40 J。心脏复跳后，安置合适的胸腔引流管，并仔细止血关胸。

【技术要求】

1. 强调 ACLS 各项技术不应干扰高质量胸外心脏按压的连续性。

2. 不应在电除颤后立即检查心跳或脉搏，而是应该重新进行 CPR；先行胸外按压，心跳检查应在实施 5 个周期 CPR 后进行。

3. 大剂量肾上腺素可增加冠状动脉灌注压，但也加重复苏后心肌功能失调，且不改善远期存活率，因此不建议采用。

4. 开胸心脏按压时不应用手指尖，以免损伤心室壁；按压间歇期尽量将手放松，以便心脏充盈。

【临床应用】

高级生命支持手段是在基本生命支持的基础上，应用辅助设备和特殊技术建立与维持更有效的通气、血液循环，适用于院内急诊室或 ICU。

第二节　紧急人工气道建立技术

一、气管插管术

【物品准备】

气管插管导管，喉镜，液状石蜡，利多卡因喷雾剂。

【操作方法】

1. 摆体位，头垫高 10 cm 并后仰，肩部贴床面，这样可使寰枢关节过伸，而颈部屈向胸部，咽轴线与喉轴线重叠成一线。有人称此头位为“嗅物位”或“士兵敬礼位”。在此头位下，利用弯型喉镜将舌根上提，喉镜着力点在舌根会厌之间的脂肪组织，无需用门齿作支点，故较为通用。

2. 用右手提起下颌，使患者张口，喷利多卡因喷雾剂。

3. 用左手持喉镜沿口角右侧置入口腔，将舌体推向左，使喉镜片移至正中位，此时可见悬雍垂（为显露声门的第一标志），慢慢推进喉镜使其顶端抵达舌根，稍上提喉镜，可看到会咽的边缘（为显露声门的第二标志）。继续推进喉镜，使其顶端抵达舌根与会厌交界处，然后上提喉镜，以拉起会厌而显露声门。

4. 右手执气管导管，斜口对声门裂，在吸气末顺势将导管轻柔插入。导管插入气管内的长度，成人为 5 cm，小儿为 2～3 cm。如果用导丝塑型，在导管斜面进入声门 1 cm 后，要及时抽出；

5. 导管插入气管后，立即塞入牙垫，然后退出喉镜。

6. 将导管气囊充满后，检查确认导管在气管内，而非在食管内或支气管内。

7. 将导管与牙垫一起妥加固定。

【技术要求】

1. 患者能耐受仰卧位。

2. 能张口且口腔有足够空间,排除下颌固定术后、颞颌关节僵硬、牙关紧闭、持续抽搐、口咽部梗阻性占位等。

3. 排除颈部后仰禁忌证,如可疑或明确的颈椎损伤、去大脑强直、破伤风、颈椎严重退行性改变或风湿性关节炎等。

【临床应用】

1. 呼吸衰竭需要行机械通气者。

2. 气道分泌物过多引起气道阻塞者。

3. 预防误吸或可能的急性上呼吸道梗阻。

4. 全麻或全身肌松的患者。

5. 用手法开放气道或口咽、鼻咽通气管等无创方法无法保持通畅气道。

二、经皮气管切开造口术

【物品准备】

经皮穿刺气管切开造口套装,利多卡因注射液,无菌铺巾包。

【操作方法】

1. 摆体位,肩部垫高后,头尽量后仰,保持正中位。

2. 摸清气管位置,在胸骨上切迹和环状软骨之间选取置管点。常规消毒铺巾。

3. 利多卡因注射液局部麻醉后,做 1 cm 长的横切口,切开皮肤和皮下组织。

4. 在正中点用套管针做气管穿刺,顺利回抽有气体后,将套管针内芯取出。经套管针置入导引钢丝。

5. 选用特制的尖端带孔的扩张钳,沿导丝放入气管后,用力扩张穿刺孔。

6. 拔出扩张管后,导丝仍保留在原位。

7. 将特制的内芯带有细孔的气管导管沿导丝插入气管内。

8. 退出内芯和导丝。

9. 通过监测呼出气流和呼出气二氧化碳确认导管在气管内。

10. 常规绑带固定导管。

【技术要求】

排除凝血功能障碍、颈部占位性病变、穿刺点肿瘤或感染、患者不合作又无法控制等。

【临床应用】

1. 气管插管失败或不适合行气管插管。

2. 呼吸衰竭需行机械通气治疗超过 2 周以上。

3. 自身排痰能力差至下呼吸道分泌物阻塞。

三、喉罩

【物品准备】

合适尺寸的喉罩。

【操作方法】

喉罩头端呈匙勺形,边缘为气囊,像个小面罩,尾端为一硬质通气管,与头端成 30°相连并有一标准通气接口。有多种尺寸，最好采用标准插管位。用小剂量硫喷妥钠或异丙酚做诱导麻醉。助手牵引患者下颌使患者张口。先将喉罩气囊抽空或少量充气，适当润滑，喉罩远端气孔面朝前，气囊尖端贴着上腭滑行推进，直至感到有特征性的阻力，提示到达上食管括约肌。松手，用 10～30 ml 空气将气囊充气。喉罩尾管轴线应在上唇正中。通过喉罩尾管进行通气试验，确认能完成有效通气。若不能有效通气，应将喉罩气囊抽空后，退出少许，重新放置。一般喉罩一次成功率为 90％，再次尝试总成功率可达95％～98％。喉罩还可作为纤维支气管镜或气管插管的导管，使操作简便易行。

【技术要求】

排除张口困难、饱食或产科等有误吸危险者、无法仰卧者、咽反射亢进者、挣扎不配合者。

【临床应用】

适用范围较广，主要适用于紧急情况下没有气管插管经验的非专业医护人员和困难气道患者，特别是由于解剖原因使插管困难，或怕搬动颈椎造成神经系统损伤。用于短时间的通气治疗。

四、气管食管联合通气管

【物品准备】

气管食管联合通气管套装。

【操作方法】

一种双腔管，实际上相当于将食管阻塞通气管和常规气管插管导管结合在一起。如果该管插入食管，可通过其中一腔由侧孔通气，另一腔作为胃肠减压用。如果该管插入气管，患者就直接从导管末端通气。患者取仰卧位冲头正中，操作者站在患者头的一侧，一只手的拇指伸入口腔，抓住舌及下腭，使口腔充分张开。另一手持气管食管联合通气管盲插入，直至刻度线到达牙齿。将蓝色咽气囊充入 100 ml 空气，将白色远端气囊充入 15 ml 气体。通过较长的蓝色导管通气，检查导管位置，如果有效，继续用该管通气，如果未闻及呼气音，未见胸廓抬起，则改用另一短管通气，并继续检查并确认位置。

【技术要求】

患者年龄＞16 岁，身高＞150 cm，无张口反射强烈。排除张口困难、食管病变和服用过腐蚀性食物。

【临床应用】

适用范围广，特别适用于紧急情况下没有气管插管经验的非专业医护人员和困难气道，特别是由于声门暴露困难便插管困难，或怕搬动颈椎造成神经系统损伤者。适用于短时间的通气治疗。

第三节　氧疗技术

【物品准备】

鼻导管；面罩；通气机；简易呼吸球囊：每间 ICU 病房应备 1～2 个；气道护理盘：粗细适宜的吸痰管数根，纱布数块；气道湿化用无菌生理盐水 1 瓶，注射器 2 把（分别用于注射湿化水和气管内导管气囊充气、放气），无菌镊 2 把和盛有冷开水的治疗杯 2 套（分别用于气道内吸引和口腔内吸引)。

【操作方法】

1. 给氧方式的选择

(1) 控制性氧疗:氧浓度从较低开始,逐步调整至最佳有效浓度,吸入氧浓度不超过50%。

(2) 高浓度氧:指吸入氧浓度>50%,通过面罩,持续呼吸道正压(CPAP),或呼吸机等方法供氧,此法常用于呼吸衰竭、休克、重度贫血、心脏病和中毒等严重缺氧患儿的抢救。

2. 给氧方法

(1) 鼻导管给氧:有单鼻管、双鼻管和鼻塞等不同种类,给氧的氧浓度在30%左右。单鼻管结构简单,使用方便,依从性好,适用于轻度缺氧及病情相对稳定的患者。使用时氧流量一般设在1~3 L/min,流量过大容易引起咽部刺激和不适。鼻导管吸氧的实际吸入氧浓度(FiO_2)可用下列公式估算:$FiO_2=21+4\times$氧流量(L/min)。

(2) 双鼻导管:固定方便,输氧可靠,较适宜于患儿使用。使用时将双鼻导管两头分别置入左右两侧鼻前庭内0.5 cm,另一头通过Y管与输氧管连接。双鼻导管和鼻塞的吸入氧浓度较单鼻导管稍高。

(3) 面罩吸氧:常用的有单纯面罩、部分重吸收式面罩和活瓣式面罩等不同类型,各类面罩的功能相似。单纯面罩的吸入氧浓度在40%~60%;使用时应选择外形大小合适、与患者面部吻合的面罩。给氧流量调至5 L/min或更高(氧流量过小可引起CO_2潴留)。活瓣式吸氧面罩的吸入氧浓度可达60%~95%;用法同一般面罩,但该类面罩体积和重量较大。

(4) 吸氧头罩:刺激较小,容易接受,其吸入氧浓度与面罩相似,可达50%~60%。使用时还应注意根据头部直径大小选择合适规格头罩。

(5) CPAP:分为无创(鼻塞、面罩)和有创(气管插管)两类。鼻塞法简便,较易耐受,主要用于严重缺氧或伴肺泡萎陷患者。缺点为易发生漏气,能维持的气道压力较低,不能满足高CPAP需求患儿的治疗。有创CPAP主要用于ARDS,严重低氧性呼吸衰竭等重症患者。

(6) 机械通气:任何原因引起的呼吸衰竭的治疗和预防都是机械通气的适应证,具体包括严重通气不足、严重换气障碍、不能负荷过多的呼吸做功、咳嗽和排痰能力差而需借助机械通气疏通呼吸道、多根多段肋骨骨折、配合气道湿化以及药物的雾化吸入。

【技术要求】

1. 防止交叉感染　所用导管、面罩、活瓣、湿化瓶、呼吸机等应定时进行适当的清洗、消毒、更换等处理。

2. 密切观察供氧效果　缺氧是否改善,效果不满意时应查找原因。

3. 呼吸机给氧　应观察两侧胸部起伏是否对称;呼吸音是否清楚、通气情况如何。非同步呼吸机应注意呼吸动作是否协调,检查压力表以确定呼吸道有无梗阻,管道有无扭曲、折叠或漏气,观察缺氧有无改善。

4. 注意安全　用氧时应防火、防震、防油、防热,氧气筒应放稳以免爆炸。

【临床应用】

1. 氧疗适应证

(1) PaO_2<55 mmHg,SaO_2<85%,PvO_2<35 mmHg

(2) PaO_2<65 mmHg:但伴有缺氧症状(气促和呼吸困难等)。

(3) 急性缺氧,呼吸窘迫伴 $PaCO_2$ 升高或降低。

(4) 心肺复苏后、休克、心力衰竭、急性脑水肿、中毒、重度贫血等或病情不稳定者。

2. 氧疗原则　正确把握给氧时机,重点观察病情和调整吸入氧浓度;氧疗须在病情控制和缺氧症状缓解后停止;根据病情给氧,使患者安静舒适,PaO_2 保持在 50～80 mmHg;尽量减少和避免长时间高浓度吸氧。

3. 氧疗效果监测　通过血氧水平来进行判断,监测方法包括血气分析和经皮氧监测。

第四节　机械通气技术

【物品准备】

1. 通气机　现场急救、转运途中、急诊抢救选用便携式电动通气机,配有大容量电池者尤适用。治疗低氧血症宜选用功能较齐全、性能良好的气动通气机。通气时间超过 24 小时者,应配湿化器。

2. 简易呼吸球囊　每间 ICU 病房应备 1～2 个。

3. 气道护理盘　粗细适宜的吸痰管数根,纱布数块,气道湿化用无菌生理盐水 1 瓶,注射器 2 把(分别用于注射湿化水和气管内导管气囊充气、放气),无菌镊 2 把和盛有冷开水的治疗杯 2 套(分别用于气道内吸引种口腔内吸引)。

4. 吸引器。

【操作方法】

1. 通气机的准备　正确安装、连接湿化器与呼吸管道,接上电源和气源,开机测试,检查通气机工作是否正常、呼吸回路气密性是否良好。

2. 通气机与患者的连接方式

(1) 面罩:气密性较差,仅适用于清醒、合作患者的短期通气。

(2) 经口气管插管:适用于意识丧失者较短期通气。

(3) 经鼻气管插管:多数患者适用,可反复应用,痰多、吸引困难或发生鼻压疮者不宜。

(4) 气管造口:适用于需长期通气者,或气管插管禁忌或插管困难者。

3. 通气模式选择

(1) 控制模式(control modes):潮气量或吸气压都是预先设置的,吸气时间也是预先设置的,而不管通气是否是由患者的吸气努力而同步触发的。其中预置潮气量的称容量控制(volume control,VC),预置吸气压的称压力控制(pressure control, PC)。控制模式适用于自主呼吸能力很差或丧失的患者,其中 VC 用于注重潮气量而较少考虑高气道压影响的患者,PC 用于管路漏气时或气压伤风险较大患者,婴幼儿一般用 PC。

(2) 支持模式(support modes):主要是压力支持通气(pressure support ventilation,

PSV)形式,通气由患者的吸气触发,通气机仅在吸气期提供一个恒定的吸气压,而呼吸频率和吸气时间完全由患者决定。用于呼吸驱动力完好而呼吸力量受限的患者,或用于撤机过程。

(3) 组合模式(combination modes)　常用间歇指令通气(intermittent mandatory ventilation, IMV)形式,部分呼吸为控制模式,其余部分为支持模式或完全自主呼吸(即支持压力为零的支持模式),用于中间状态的患者,或用于撤机过程。

4. 通气参数设置　根据通气模式设置相应的有关参数,具体数据应根据患者的年龄、体重、基本病情和机体代谢率等估计,且应随病情变化和监测结果不断调整。

(1) 潮气量:一般为 4～10 ml/kg。

(2) 呼吸频率:成人 12～18/min,儿童 18～25/min。

(3) 吸呼比 1∶2 左右。

(4) 吸气压:一般 1.2～2.0 kPa。

(5) 分钟通气量:成人一般 6～8 L/min。

(6) 吸入氧气浓度:一般 30%～40%,尽量避免长时期＞50%。

(7) 呼气末正压(PEEP):通常 0.5～1.5 kPa(5～15 cmH_2O)。

【技术要求】

1. 通气机工作状况

(1) 吸气压:吸气峰值(PIP)增高表示气道阻力增大或呼吸不合拍,PIP 过高可能导致气压伤。吸气压过低常见于管路泄漏或脱管。在 VC 模式下尤应注意 PIP。

(2) 通气量:包括吸入潮气量、呼出潮气量和分钟通气量。若呼出量显著小于吸入量,常表示管路漏气。在 PC 模式下尤应注意潮气量和分钟通气量。

(3) 呼吸频率和节律:频率过快常表示通气不足,节律明显不规则可能是呼吸驱动力不足或压力支持水平不合适。

(4) 吸入氧气浓度:若明显低于设置值,可能系供气压力不足。

2. 通气效果监测 患者安静,末梢循环良好,无大汗,自主呼吸＜20/min,无辅助呼吸肌剧烈收缩,两肺呼吸音适度,胸廓稍有起伏,血压、心率平稳,说明通气效果满意,否则可能有通气不足或呼吸衰竭纠正不理想。

3. 血气监测 一般在开始通气后或通气参数有大的调整后 30 分钟,应行血气分析。情况平稳的患者,一般每日复查血气 1～2 次,病情有剧烈变化者随时做血气监测。条件许可时应持续监测 SpO_2 和 $PECO_2$。

【临床应用】

1. 呼吸机报警的处理　气道高压报警、气道低压报警、通气不足报警、呼吸频率过快报警、吸氧浓度报警、呼吸机工作压不足报警。

2. 人机不协调、人机对抗

(1) 原因:包括人工气道不适应,机械通气恐惧心理;气道分泌物存在,咳嗽;呼吸模式、呼吸参数设置不当;发热、耗氧增加;支气管痉挛、气胸、胸腔积液;心功能不全、容量不足(循环有效容量不足);呼吸管道积水;病情加重(肺部感染、坏死性胰腺炎、大出血等);肺损伤加重,V/Q 失调,肺内分流增加。

(2) 对策:清醒者争取患者配合,适当应用镇静药或简易呼吸器过渡;呼吸治疗中出现的问题，原因一时不清而情况紧急时先行简易呼吸器辅助呼吸，同时积极寻找诱因；排除管道漏气、积水，是否通畅，并给予诱因；调整呼吸模式、呼吸机参数；对症处理，降温、解痉、抽胸腔积液、抽气、闭式引流；对因治疗包括改善心功能、补充血容量、纠正低蛋白血症，加强抗感染；应用呼吸抑制药，如地西泮、吗啡；应用肌松药，如阿曲库铵等；禁用呼吸兴奋药。

3. 呼吸道湿化

(1) 加温湿化：湿化器内加适量蒸馏水，吸入气温度控制在30～35 ℃。

(2) 喷雾湿化：用于配合药物的雾化吸入。

(3) 被动湿化：在气道和Y形管之间连接一个人工鼻，使呼出气中的水分重吸入。

(4) 气管内直接滴注：每15 min左右往气管导管内注一次生理盐水，成人每次约2 ml，儿童酌减。

4. 通气机与患者呼吸不协调

(1) 原因：通气不足、缺氧、存在引起过度通气的疾患、通气障碍、恐惧等。

(2) 处理：查清原因并予排除；增加通气量或手控呼吸，并吸纯氧，用人为的过度通气抑制自主呼吸；用镇静药，可选用吗啡10 mg或地西泮10～20 mg间歇静脉注射；以上处理无效者可加用肌松药，如静脉注射潘侃罗宁(pancuronium)2～4 mg、筒箭毒碱(tubocurarine)10～20 mg或苯磺阿曲库胺12.5～25 mg。

5. 通气机故障　应立即脱开，并换用简易呼吸球囊或备用通气机。

6. 通气机的消毒　应每日换用无菌管道和湿化器，换下的物品按材料种类用相应的消毒液浸泡灭菌、冲洗、晾干，备用。每例治疗结束后，通气机应进行终末消毒；更换滤菌器，重复使用的滤菌器用环氧乙烷消毒。

第五节　支气管肺泡灌洗术

【物品准备】

1. 纤维支气管镜。
2. 远端带气囊的保护性导管。
3. 负压吸引装置。
4. 灌洗液收集瓶。
5. 消毒物品，包括无菌手套、乙醇(酒精)等。
6. 地西泮10 mg及阿托品0.5 mg。

【操作方法】

1. 术前详细了解病史，复阅X线片，向患者嘱咐注意事项，以取得配合。
2. 术前3～4小时禁食，术前30分钟肌内注射地西泮10 mg及阿托品0.5 mg。
3. 2%利多卡因鼻腔、气道局部黏膜麻醉。
4. 纤维支气管镜经鼻腔插入气管，嵌入右肺中叶或左肺舌叶段支气管管口，注入2%利多卡因2～3 ml局麻后，用50 ml注射器将37 ℃生理盐水分次注入，每次25～50 ml，总量100～300 ml，注入后立即通过负压吸引装置吸引、回收至灌洗液收集瓶内。一般来说，回收率应在40%以上。

5. 回收液用双层无菌纱布过滤，除去黏液，置于－4 ℃冰水中送检，并在 2～3 小时进行检查、分析，灌洗液细胞成分，正常人肺泡吞噬细胞占 90%以上才能认为是灌洗成功。

6. 标本收集后应立即进行检查，若室温放置时间过长可以改变其细胞的活性，最好在 4 ℃条件下进行离心沉淀，行细胞成分分析。

7. 支气管肺泡灌洗液的实验室检查包括：细胞总数和分类以及单克隆抗体测定；非细胞成分如免疫学和生化学测定，有些活性物质的测定是周围血中所不能开展的内容以及其他如肿瘤细胞、分枝杆菌、卡氏肺囊虫细菌、真菌等。

8. 治疗性支气管肺泡灌洗术(BAL) 主要以清洗气道内分泌物达到改善通气为目的，即只冲洗支气管、肺泡而不收集灌洗液做细胞学检查。

【技术要求】

1. 咳嗽反射须基本抑制，否则将直接影响回收量。

2. 灌洗的生理盐水必须加温至 37 ℃，过冷或过热将引起支气管痉挛或刺激性咳嗽。

3. BAL 过程中，纤维支气管镜必须保持楔入位置，以防灌洗液逸流及大气道分泌物污染。

4. 负压吸引应保持在 50～80 mmHg，负压过大时可导致支气管闭陷和损伤，影响回收量，吸引应为间断性。

5. 对成人进行 BAL 检查，应使用通常成人使用的纤维支气管，即外径为 5～5.9 mm 者。

6. 分次注入的灌洗液每次回收后可混合一起进行细胞计数与分类。为防止第一份标本混有支气管内成分，也可将第一份回收标本与以后的标本分开进行检查。如何选择应根据患者的病情与研究需要决定。

7. 合适的 BALF 有如下要求：

(1) 达到规定的回收量。

(2) 不混有血液(特别是含有红细胞将影响结果判断者)一般红细胞数不应超过 10%。

(3) 不应混有多量的上皮细胞(一般不超过 3%)。

8. 如对 BALF 的细胞成分或可溶性物质做进一步检查，需对 BALF 做进一步处理，如做肺泡巨噬细胞研究时，可行锥虫染蓝色，巨噬细胞成活率不＜95%；上清液准备行蛋白、酶学检查时，应贮于－20 ℃冰箱，储存时间＞3 个月时，应放于－70 ℃冰箱；行微生物或肿瘤细胞检查时，需符合其他要求。

9. 尽管 BAL 检查是一比较安全的方法，但也可引起发热、肺浸润性阴影等不良反应，纤维支气管镜检查本身也存在一定并发症，因此进行 BAL 检查应掌握适应证。

【临床应用】

1. 支气管肺泡灌洗的适应证

(1) 哮喘持续状态：对一般治疗方法无效者可采用 BAL 治疗，以清除小气道的黏液栓，改善肺功能。对哮喘患者做纤维支气管镜或气管插管必须事先给予大量激素，术中用琥珀酸氢化可的松静脉滴入以控制气管痉挛的发作，必要时加用异丙肾上腺素 1 ml 溶于 5%葡萄糖 250 ml 静脉滴注。

(2) 肺泡蛋白蓄积症(PAP):具体包括肺活检已确诊的;肺分流量>10%~20%;活动后呼吸困难及低氧血症加剧。

(3) 呼吸衰竭,特别是对人工通气及常规治疗不能除去细支气管内黏液栓者。

(4) 大咯血:在清除气道的分泌物和瘀血后可用生理盐水灌洗出血病灶,一般用500 ml 4 ℃的生理盐水,有人用稀释的冷肾上腺素局部灌注,控制出血。

(5) 肺尘埃沉着病(尘肺):在早期用盐水洗出有害粉尘,不仅能改善症状而且改变预后。

(6) 下呼吸道感染:有些难治的支气管扩张,各种抗生素不能控制其痰量,尤其适用于危重病需要机械通气患者。

2. 注意事项

(1) 患者准备同支气管镜检查,但若在机械通气患者中实施该检查时,由于支气管镜操作可使潮气量减少约30%,故在操作前15分钟,应将FiO_2调至100%,若此时SaO_2仍<90%时。应延迟检查。

(2) 操作前胸部X线片,以初步确定采样部位。

(3) 若同时需做PSB采样,应先行PSB,再做BAL。

(4) 为减少口咽部分泌物污染,术前可肌内注射阿托品以减少分泌物或先插入鼻咽导管,再从导管中插入支气管镜。

(5) 为避免支气管镜活检孔道受污染,在采集标本前尽量不做吸引,必要时可在活检孔道开口加塞,即所谓"双塞保护"。

(6) 采集标本前尽量不从活检孔注射麻药,以免将上呼吸道细菌带入采样区,以及麻醉药抑制细菌生长可能。

(7) 做保护性灌洗给气囊注气时,注意应缓慢注入,一般注入1.5~2.0 ml即可,当气囊充盈封住所需采样的亚段支气管后轻轻提拉导管,以确定封闭牢固。

(8) 为了减少上呼吸道正常菌群的污染,在BAL操作中常弃去首次灌洗液。

第六节　深静脉置管术

【物品准备】

静脉穿刺包;深静脉套管;手套、消毒用品、注射器、局麻药;肝素稀释液(肝素15~20 mg加入100 ml生理盐水中)。

【操作方法及技术要求】

1. 颈内静脉穿刺置管术

(1) 多选中路法

①定位:胸锁乳突肌三角的顶端作为穿刺点,距锁骨上缘2~3横指(3~5 cm);颈总动脉前外侧。

②进针:针尖与皮肤冠状面成30°,紧靠锁骨头内侧缘进针,直指同侧乳头或指向足端。由于颈内静脉与颈总动脉相距很近,为避免误伤动脉,在正式穿刺前应先用细针试穿,以确定穿刺的角度和深度,然后再正式进行穿刺。

③低位中央进路:若遇肥胖、短颈或小儿,胸锁乳突肌标志常不清楚,定位会有一些

困难。此时可利用锁骨内侧端上缘切迹作为骨性标志，颈内静脉正好经此而下行与锁骨下静脉汇合。穿刺时左手拇指按压此切迹，在其上方 1～1.5 cm 进针。针干与中线平行，针尖指向足端，与皮肤成 30°～45°，一般进针 2～3 cm 即可进入颈内静脉；若未成功再将针退至皮下，略向外侧偏斜进针常可成功。

(2) 操作步骤

①体位：去枕平卧，头转向对侧；肩背部垫薄枕，取头低位 10°～15°。

②消毒、铺巾。

③局麻定位：1%利多卡因 3～4 ml；试穿，探明位置、方位和深度。

④穿刺置管：穿刺路径，可保持负压；进入静脉，突破感，回血通畅，呈暗红色，压力不高；置导丝，用力适当，无阻力，深浅合适，不能用力外拔；外套管，捻转前进，扩管有度；置导管。

⑤固定：缝线，粘贴。

(3) 注意事项

①进针深度：一般 1.5～3 cm，肥胖者 2～4 cm；若无回血可能进针方向与角度不合适，静脉张力过低，被推扁后贯穿等。

②掌握多种进路：避免一种进路反复多次穿刺；注意患者体位和局部解剖标志。

③置管长度：男性 13～15 cm，女性 12～14 cm，小儿 5～8 cm。

④避免空气进入：体位不合适，CVP 低，深吸气；重视每一个操作环节。

2. 锁骨下静脉穿刺置管术

(1) 锁骨下径路

①体位：上肢垂于体侧并略外展，头低足高 15°，肩后垫小枕（背曲），使锁肋间隙张开，头转向对侧。

②穿刺点定位，锁骨中、外 1/3 交界处，锁骨下 1.0 cm。

③皮肤消毒，按胸部手术要求消毒皮肤，上至发际，下及全胸与上臂，铺洞巾即可。

④穿刺：先用 0.5%利多卡因做穿刺点局麻，右手持连接注射器之穿刺针，保持针尖向内偏向头端直指锁骨胸骨端的后上缘前进。针干与平面成 25°～30°，进针 3～5 cm。

⑤要求：尽量保持穿刺针与胸壁呈水平位；贴近锁骨后缘。

(2) 锁骨上径路

①体位：肩部垫小枕，头转向对侧，挺露锁骨上窝。

②穿刺点定位：胸锁乳头肌锁骨头外侧缘，锁骨上约 1.0 cm。消毒铺巾。

③穿刺：针干与锁骨或矢状切面成 45°；在冠状面针干成水平或略前偏 15°；朝向胸锁关节；进针 1.5～2.0 cm。

3. 股静脉穿刺置管术

(1) 体位：仰卧，下肢外展外旋 30°～45°。

(2) 进针点：腹股沟韧带中点稍偏内侧，股动脉内侧 0.5 cm，腹股沟韧带下 1～2 cm，婴儿近韧带下方，股动脉旁进针。

(3) 进针方向：向上、向后、指向内侧（脐部），针尖斜面向上，针体与冠状面成 30°左右，进针深度 2～5 cm；穿刺针易刺破股静脉前后壁，故常在退针时出现回血。

4. 主要并发症

(1) 穿刺并发症:误穿动脉、血肿、气胸、血胸、液胸、心律失常、其他组织器官损伤、空气栓塞、穿刺失败。

(2) 留管并发症:导管错位、心脏压塞、血栓形成、导管相关感染、导管断裂、空气栓塞。

(3) 感染:引起感染的因素是多方面的,如导管消毒不彻底,穿刺过程中无菌操作不严格,术后护理不当,导管留置过久,患者抵抗力下降等。

①表现

· 出现不能解释的寒战,发热。

· 局部压痛和炎症反应。

· 白细胞数增高,血培养确诊。

②预防

· 严格无菌操作。

· 导管留置时间不宜过长,2～4 周。

· 穿刺点每月用碘酒、乙醇涂敷局部,更换敷料。

· 保持局部周围干净;尤其股静脉置管者。

· 增强全身机体抵抗力。

③处理:应拔除导管,并做细菌培养;以利于治疗。应用抗生素。

【临床意义】

1. 适应证

(1) 治疗

①外周静脉穿刺困难。

②长期输液治疗。

③大量、快速扩容通道。

④胃肠外营养治疗。

⑤药物治疗(化疗、高渗、刺激性)。

⑥血液透析、血浆置换术。

⑦其他(各种介入治疗)。

(2) 监测

①危重患者抢救和大手术期行 CVP 监测。

②Swan-Ganz 导管监测。

③心导管检查明确诊断。

(3) 急救

①放置起搏器电极。

②急救用药。

2. 相对禁忌证

(1) 血小板减少或其他凝血机制严重障碍者避免进行锁骨下静脉穿刺,以免操作中误伤动脉引起局部大血肿。

(2) 局部皮肤感染者应另选穿刺部位。

(3) 广泛上腔静脉系统血栓形成及血气胸患者避免行颈内及锁骨下静脉穿刺。

(4) 不合作、躁动不安患者。

第七节 临时心脏起搏技术

【物品准备】

1. 一般准备 心电图机或心电监测仪、除颤器、急救药品。

2. 插管器械 无菌敷料包,穿刺针、导引钢丝、扩张管、静脉鞘管、起搏电极。

【操作方法】

1. 术前在患者双肩及双肋部贴监护电极行心电监护,备除颤仪和急救药品。

2. 静脉途径 可采取股静脉、锁骨下静脉或颈内静脉通路。右侧颈内静脉是最常用的静脉途径,它进入右心室最直接,并能稳定固定导线的位置。

3. 穿刺方法 穿刺前先用肝素生理盐水冲洗穿刺用具。常规消毒、铺巾,利多卡因局麻,16F 或 18F 穿刺针穿刺静脉,进入静脉后回血通畅。将导引钢丝送入血管腔内,撤除穿刺针。经导引钢丝送入扩张管和静脉鞘管,退出扩张管和导引钢丝,肝素生理盐水冲管。置鞘成功后从鞘管插入起搏电极导管,进入 15～20 cm 或右心房后,气囊充气 1.0～1.5 ml,电极导管可顺血流导向通过三尖瓣。

4. 电极导管定位与固定 心腔内心电图可指导电极导管的定位。插入前先将起搏电极导线的正、负极分别与临时起搏器的正、负极连接。开启起搏器,选择 VV_1 模式,起搏参数设定为感知灵敏度 1～3 mV,起搏电压 5 V,起搏频率设定高于自身频率 20 次/分。在持续起搏状态下,沿鞘管送入起搏电极导管,在推送电极导管同时密切观察心电监护情况。导管到达右心房时呈现巨大 P 波,记录到巨大 QRS 波时表示导管穿过三尖瓣进入右心室,导管接触到心内膜时显示 ST 段呈弓背向上抬高 1.5～3.0 mV 是重要的电极定位指标。依起搏图形 QRS 波方向调整电极位置直至出现稳定的起搏图形。

右心室心尖部起搏,在体表心电图上产生类左束支传导阻滞及左前分支阻滞的 QRS-T 波群,心电轴显著左偏 30°～90°,V_1 的 QRS 形态可表现为以 s 波为主的宽阔波。右心室流出道起搏,起搏的 QRS 波群呈类左束支传导阻滞型,avF 导联的主波向上;心电轴正常或右偏。右心室心尖部是最稳固的部位,通常起搏与感知阈值较满意。右心室流出道起搏作为心尖部起搏的一种替代选择及补充是可行的,从理论上讲,其血流动力学优于心尖部起搏。一般要求起搏阈值应＜1 mA(0.5 V)。在深呼吸和咳嗽时导管顶端位置应固定不变。电极导管安置到位后,应将导管和鞘管缝合固定在穿刺部位的皮肤处。乙醇消毒后局部覆盖无菌纱布包扎。术后持续心电监护,患者取平卧位或左侧卧位。

5. 起搏电参数调节

(1) 起搏频率:一般为 40～120 次/分,通常取 60～80 次/分为基本频率。

(2) 起搏阈值:每次都能引起心脏有效收缩的最低电脉冲强度。将电压和电流逐渐降低使起搏心电图有漏搏,再加大电压和电流致出现连续有效起搏的电压和电流即为起搏阈值。心室起搏要求电流 3～5 mA,电压 3～6 V。

(3) 感知灵敏度:起搏器感知 P 波或 R 波的能力。心室感知灵敏度值一般为 1～

3 mV。

【技术要求】

1. 临时起搏期间应注意起搏器的起搏功能和感知功能是否良好、有无电极脱位或电极穿孔、穿刺部位有无感染等，并注意有无自身节律的回复。

2. 临时起搏的持续时间以2周内为宜，最长不应超过4周。

3. 琥珀胆碱、高钾血症、代谢性酸中毒可提高心肌起搏阈值，从而减弱起搏效果；另一方面，缺氧和低钾血症可降低心肌起搏阈值，从而可诱发心室颤动。

4. 手术中应尽量不用电灼，以免干扰起搏器。如必须使用电灼，应注意以下方面。

(1) 使用心室固定频率型起搏器或心室按需型起搏器。

(2) 接地板尽可能远离发生器。

(3) 缩短每次使用电刀的时间。

(4) 尽可能降低电刀的电流强度。

(5) 发生器不能位于作用电极和电刀接地板之间。

(6) 心脏和胸腔手术使用电刀危险性较大，而远离心脏部位使用电刀危险性较小。

(7) 备好异丙肾上腺素，以防起搏器失效。

【临床应用】

1. 治疗方面

(1) 阿-斯综合征发作。

(2) 急性心肌梗死、急性心肌炎、药物中毒、电解质紊乱等疾病时出现的缓慢心律失常。

(3) 心脏直视手术引起的房室传导阻滞。

2. 诊断方面 作为某些临床诊断及电生理检查的辅助手段。

3. 预防方面

(1) 心脏起搏传导系统功能不全患者拟施行大手术、心血管造影检查或心律转复治疗时可安置临时起搏器保护。

(2) 心律不稳患者安装永久起搏器之前。

(3) 更换永久起搏器时的过渡。

第八节 血液净化技术

【物品准备】

1. 置换液、生理盐水、肝素溶液、注射器、消毒液、无菌纱布及棉签等物品。

2. 操作者按卫生学要求着装，然后洗手，戴帽子、口罩、手套。

3. 检查并连接电源，打开机器电源开关。

4. 根据机器显示屏提示步骤，逐步安装CRRT血滤器及管路，安放置换液袋，连接置换液、生理盐水预冲液、抗凝用肝素溶液及废液袋，打开各管路夹。

5. 进行管路预冲及机器自检：如未通过自检，应通知技术人员对CRRT机进行检修。

6. CRRT机自检通过后，检查显示是否正常，发现问题及时对其进行调整，关闭动脉夹和静脉夹。

【操作方法】

1. 设置血流量、置换液流速、透析液流速、超滤液流速及肝素输注速度等参数，此时血流量设置在 100 ml/min 以下为宜，具体参数设置见表 16－1。

2. 打开患者留置导管封帽，用消毒液消毒导管口，抽出导管内封管溶液并注入生理盐水冲洗管内血液，确认导管通畅后从静脉端给予负荷剂量肝素。

3. 将管路动脉端与导管动脉端连接，打开管路动脉夹及静脉夹，按治疗键，cRRT 机开始运转，放出适量管路预冲液后停止血泵，关闭管路静脉夹，将管路静脉端与导管静脉端连接后，打开夹子，开启血泵继续治疗。如无需放出管路预冲液，则在连接管路与导管时，将动脉端及静脉端一同接好，打开夹子进行治疗即可、用止血钳固定好管路，治疗巾遮盖好留置导管连接处。

4. 逐步调整血流量等参数至目标治疗量，查看机器各监测系统处于监测状态，整理用物。

表 16－1　ICU 常用血液净化治疗模式的主要技术参数

	SCUF	CVVH	CVVHD	CVVHDF
血流量(ml/min)	50～100	50～200	50～200	50～200
透析液流量(ml/min)	—	—	10～20	10～20
清除率(L/d)	—	12～36	14～36	20～40
超滤率(ml/min)	2～5	8～25	2～4	8～12
中分子清除率	＋	＋＋＋	—	＋＋＋
滤器/透析器	高通量	高通量	低通量	高通量
置换液	无	需要	无	需要
溶质转运方式	—	对流	弥散	对流＋弥散
有效性	清除液体	清除大分子	清除小分子	清除中小分子

【技术要求】

1. 检查管路是否紧密、牢固连接，管路上各夹子松开，回路各开口关/开到位。

2. 机器是否处于正常状态：绿灯亮，显示屏开始显示治疗量。

3. 核对患者治疗参数设定是否正确，准确执行医嘱。

4. 专人床旁监测，观察患者状态及管路凝血情况，心电监护，每小时记录一次治疗参数及治疗量，核实是否与医嘱一致。

5. 根据机器提示及时补充肝素溶液、倒空废液袋、更换管路及透析器。

6. 发生报警时，迅速根据机器提示进行操作，解除报警。如报警无法解除且血泵停止运转，则立即停止治疗，手动回血，并速请维修人员到场处理。

7. 需要结束治疗时，准备生理盐水、消毒液、无菌纱布、棉签等物品。

8. 按结束治疗键，停血泵，关闭管路及留置导管动脉夹，分离管路动脉端与留置导管动脉端，将管路动脉端与生理盐水连接，将血流速减至 100 ml/min 以下，开启血泵回血。

9. 回血完毕停止血泵，关闭管路及留置导管静脉夹，分离管路静脉端与留置导管静脉端。

10. 消毒留置导管管口，生理盐水冲洗留置导管管腔，根据管腔容量封管，包扎固定。

11. 根据机器提示步骤，卸下透析器、管路及各液体袋。关闭电源，擦净机器，推至保管室内待用。

【临床应用】

1. 清除　清除代谢毒素，排除细胞因子、炎症介质、氧自由基、趋化因子、补体活化成分等。

2. 平衡　纠正酸碱、水电失衡，平衡机体免疫、内分泌、代谢、凝血与纤溶等系统的紊乱。

3. 保护　研究发现血液净化能够修复内皮细胞，保护心、肾、肝、肺等器官系统。

4. 适应证　多器官功能障碍综合征（MODS）、脓毒症、急性呼吸窘迫综合征（ARDS）、挤压综合征、乳酸酸中毒、急性重症胰腺炎、心肺体外循环手术、慢性心力衰竭、肝性脑病、药物或毒物中毒、严重液体潴留、需要大量补液、电解质和酸碱代谢紊乱、肿瘤溶解综合征、过高热及肾功能障碍等。

5. 慎用

（1）无法建立合适的血管通路。

（2）严重的凝血功能障碍。

（3）严重的活动性出血，特别是颅内出血等。

6. 治疗时机　急性单纯性肾损伤患者血清肌酐＞354 μmol/L，或尿量＜0.3 ml/(kg·h)，持续24小时以上，或无尿达12小时；急性重症肾损伤患者血清肌酐增至基线水平2～3倍，或尿量＜0.5 ml/(kg·h)，时间达12小时；对脓毒血症、急性重症胰腺炎、MODS、ARDS等危重病患者应及早开始；容量过多包括急性心力衰竭；电解质紊乱、代谢性酸中毒等危及生命时立即给予治疗。

第九节　调温技术

一、降温技术

【物品准备】

冰毯机，肛温传感器，传感器防护膜，肛温表，中单，液状石蜡，纯净水。

【操作方法】

1. 检查冰毯机，并使其通风良好。

2. 从水箱注水口注入纯净水至机体水位显示线，或溢水口有水溢出为止。

3. 在冰毯上覆盖中单，脱去患者上衣，将冰毯置于患着整个背部；需头部降温患者可戴冰帽；连接机体与各附件。

4. 先用肛表测肛温1次，并记录。

5. 将外涂液状石蜡的传感器防护膜套于肛温传感器顶端，置于肛门内10 cm左右，用胶布固定。

6. 接通电源，开机，待冰毯机循环稳定后，用先前测定的肛温与机体显示的肛温进行校对。

7. 根据患者具体降温要求设置机体水温上、下限，当患者体温降到预定温度时，需要及时调整水温，保持温度恒定。

【技术要求】

1. 冰毯铺于患者肩部到臀部，不要触及颈部，以免因副交感神经兴奋而引起心跳过缓。冰毯上可铺条中单，用于吸除因温差存在产生的水分，若中单浸湿则需及时更换，除中单外不再铺隔热用物，以免影响效果。若同时使用冰帽，需在双耳及后颈部垫上干毛巾，以免冻伤。

2. 及时擦干机体及冰毯周围凝聚的水珠，防止影响机器的正常运转及漏电。

3. 降温速度需要严格控制，不易过快；复温应采取自然复温，如体温不能自行恢复，可给予加盖棉被、温水袋保温等方法协助复温。

4. 使用冰毯降温时应密切监测患者生命体征、意识、瞳孔，如有变化应立即停止使用；定时翻身擦背，避免背部皮肤出现压疮。

5. 进行降温期间需定期复查凝血功能，以免体温过低引起的凝血功能紊乱。

6. 用后需放出水箱内的水，以免形成水垢或变质，影响机器性能。

【临床应用】

心肺复苏术后患者，颅脑疾病患者，低温麻醉患者及各种原因导致的顽固性高热患者。

二、升温技术

【物品准备】

充气式保温毯。

【操作方法】

1. 检查保温毯主机，使其通风良好，连接主机与保温毯。

2. 根据需要使用不同大小的保温毯覆盖患者全身或需升温部位。

3. 开机。

4. 根据患者具体升温需求及自身舒适度，选定合适的温度挡位。

【技术要求】

1. 避免保温毯直接接触患者皮肤。

2. 保温毯重量较轻，充气后不易包裹患者躯体，必要时可在保温毯上覆盖中单，使其包裹患者。

3. 使用过程中要注意监测体温，避免高温气体烫伤。

【临床应用】

围术期低体温患者及监护病房内体温过低的患者。

第十节　镇静镇痛技术

【概述】

镇静镇痛的主要目的是为了解除患者疼痛和不安情绪，减少焦虑，易于入睡，降低机械通气阻力，减少与疼痛有关的并发症；使患者在救治过程中感到舒适，以确保各项救治措施能够按计划执行。稳定患者的心理状态，避免遗留不愉快的回忆。有下述情况可考虑镇静治疗：①精神障碍的治疗；②辅助床边诊断性操作或治疗；③诱导患者睡眠；④减轻患者因焦虑不安引起的应激反应等。但必须指出，镇静药不能被医务人员当做是方便自己工作而约束患者的手段。

【镇静镇痛监测】

1. Ramsay 评估分级法 共分六级。

1 级：患者焦虑和(或)激动不安。

2 级：平静合作，具有定向力。

3 级：仅对指令有反应。

4 级：患者入睡，轻扣眉间或大声呼唤反应敏捷。

5 级：患者入睡，轻扣眉间或大声呼唤反应迟钝。

6 级：对刺激无反应。

1 级是非镇静状态，6 级已呈深睡或麻醉状态，都不符合临床镇静的要求。最佳的镇静维持在 2～5 级，以保持患者和医务人员之间的沟通。当停止镇静处理时，患者的意识很快恢复清楚。

2. SAS 评分 从深度镇静，不能唤醒(1 分)到极度危险的躁动(7 分)，其等级分法要比 Ramsay 镇静评估分级法更可靠。

3. 视觉模拟刻度尺镇痛(visualanaloguescale, VAS)评分 此评分标准对于正确评价疼痛和镇静程度，改善对镇痛或镇静药物用量的调整等方面发挥了重要作用。

4. 数字比率刻度尺(numeric rating scale, NRS)评分 NRS 是一个从 0～10 的点状标尺，0 代表不痛，10 代表疼痛难忍，由患者从上面选一个数字描述疼痛。

5. 面部表情评分法(faces Pain Scale, FPS) 由六种面部表情及 0～10 分(或 0～5 分)构成，程度从不痛到疼痛难忍。由患者选择图像或数字来反映最接近其疼痛的程度。

其中，FPS 与 VAS，NRS 有很好的相关性，可重复性也较好。

【常用的镇静与镇痛药物】

1. ICU 理想的镇静药应具备下述特征：

①对呼吸和循环功能抑制轻微。

②不影响其他药物的生物降解。

③药物降解不依赖于肝、肾和肺功能。

④药物半衰期短，且代谢产物无生物活性。

⑤无药物蓄积作用。

目前代表药物有地西泮、咪达唑仑、劳拉西泮、丙泊酚等(表 16－2)。因地西泮作用时间长，不良反应多，在 ICU 中已少用。咪唑安定和丙泊酚是 FDA 批准可持续静脉应用的镇静药。深度镇静药适用于特定的患者，如应用肌松药的患者或组织氧供不足的患者。

(1) 咪达唑仑：是苯二氮䓬类中相对水溶性最强的药物。其作用强度是地西泮的2～3 倍，其血浆清除率高于地西泮和劳拉西泮，故其起效快，持续时间短，清醒相对较快，适用于治疗急性躁动患者。但注射过快或剂量过大时可引起呼吸抑制、血压下降，低血容量患者尤著，持续缓慢静脉输注可有效减少其不定反应。咪达唑仑长时间用药后会有蓄积和镇静效果的延长，在肾衰竭患者尤为明显，部分患者还可产生耐受现象。

(2) 劳拉西泮：是 ICU 患者长期镇静治疗的首选药物。由于其起效较慢，半衰期长，故不适于治疗急性躁动。劳拉西泮的优点是对血压、心率和外周阻力无明显影响，对呼吸无抑制作用。缺点是易于在体内蓄积，苏醒慢，其溶剂丙二醇长期大剂量输注可能导致急性肾小管坏死、代谢性酸中毒及高渗透压状态。

(3) 地西泮：具有抗焦虑和抗惊厥作用，作用与剂量相关，依给药途径而异。大剂量可引起一定的呼吸抑制和血压下降。静脉注射可引起注射部位疼痛。地西泮单次给药有起效快，苏醒快的特点，可用于急性躁动患者的治疗。但其代谢产物去甲安定和去甲羟安定均有类似地西泮的药理活性，且半衰期长。因此反复用药可致蓄积而使镇静作用延长，现已少用。

(4) 苯二氮䓬类药物有其相应的竞争性拮抗药——氟马西尼(flumazenil)，但应慎重使用，需注意两者的药效学和药动学差异，以免因拮抗后再度镇静而危及生命。

(5) 丙泊酚：是一种广泛使用的静脉镇静药物。特点是起效快，作用时间短，撤药后迅速清醒，且镇静深度呈剂量依赖性，镇静深度容易控制。丙泊酚亦可产生遗忘作用和抗惊厥作用。单次注射时可出现暂时性呼吸抑制和血压下降、心动过缓，对血压的影响与剂量相关，尤见于心脏储备功能差、低血容量的患者，因此临床多采用持续缓慢静脉输注方式。另外，部分患者长期使用后可能出现诱导耐药。

表 16-2　常用镇静药物的参考负荷剂量与维持剂量(成人)

药物名称	负荷剂量	维持剂量
咪达唑仑	0.0.3～0.3 mg/kg	0.04～0.2 mg/(kg·h)
劳拉西泮	0.02～0.06 mg/kg	0.01～0.1 mg/(kg·h)
丙泊酚	1～3 mg/kg	0.5～4 mg/(kg·h)
地西泮	0.02～0.1 mg/kg	

2. 镇痛药物　见表 16-3。

表 16-3　常用镇静药物的参考负荷剂量与维持剂量(成人)

药物名称	负荷剂量	维持剂量
吗啡	5～10 mg	1～3 mg/h
芬太尼	50～100 μg	0.25～4 μg/h
瑞芬太尼	0.5～1.0 μg	0.25～4 μg/h
舒芬太尼	0.1～0.2 μg	0.1～0.3 μg/h
哌替啶	50～100 mg	

(1) 吗啡：是麻醉性镇痛药物的经典代表。现已明确其作用部位是存在于中枢神经系统的立体专一性阿片受体。体内也存在与这些受体结合的内源性阿片样肽，如 β-内啡肽、强啡肽等。吗啡主要激动阿片受体中的 μ 受体，突出作用是镇痛，作用于脊髓、延髓、中脑和丘脑等痛觉传导区的阿片受体而提高痛阈，对伤害性刺激不再感到疼痛，对躯体和内脏痛都有效。治疗剂量(成人 5～10 mg)的吗啡对正常心血管系统无大影响，肌内注射后 15～30 分钟起效，45～90 分钟产生最大效应，持续时间约 4 小时。静脉注射后 20 分钟产生最大效应，消除半衰期为 114 分钟。

(2) 芬太尼:具有强效镇痛效应,其镇痛效价是吗啡的100～180倍,静脉注射后起效快,作用时间短,对循环的抑制较吗啡轻。但重复用药后可导致明显的蓄积和延时效应。快速静脉注射芬太尼可引起胸壁、腹壁肌肉僵硬而影响通气。

(3) 瑞芬太尼:是新的短效 μ 受体激动药,在ICU可用于短时间镇痛的患者,多采用持续输注。瑞芬大尼代谢途径是被组织和血浆中非特异性酯酶迅速水解。代谢产物经肾排出,清除率不依赖于肝、肾功能。在部分肾功不全患者的持续输注中,没有发生蓄积作用。对呼吸有抑制作用,但停药后3～5分钟恢复自主呼吸。

(4) 舒芬太:镇痛作用为芬太尼的5～10倍,作用持续时间为芬太尼的2倍。一项与瑞芬太尼的比较研究证实,舒芬太尼在持续输注过程中随时间剂量减少,但唤醒时间延长。

(5) 哌替啶(杜冷丁):镇痛效价约为吗啡的1/10,大剂量使用时,可导致神经兴奋症状(如欣快感、澹妄、震颤、抽搐)肾功能障碍者发生率高,可能与其代谢产物去甲哌替啶大量蓄积有关。哌替啶禁忌和单胺氧化酶抑制剂合用,两药联合使用,可出现严重不良反应。所以在ICU不推荐重复使用哌替啶。

【镇静镇痛治疗中器官功能的监测】

镇静镇痛治疗对患者各器官功能的影响是ICU医师必须重视的问题之一。在实施镇痛镇静治疗过程中应对患者进行严密监测,以达到最好的个体化治疗效果,最小的毒性反应和最佳的效价比。

第十一节　液体复苏技术

【物品准备】

静脉补液包括晶体液(由水和小溶质组成)和胶体液(由水、电解质和高分子量蛋白及聚合体组成)。

【操作方法和技术要求】

1. 估计低容量血症的程度　补液试验的反应通常是低容量血症的最好证据,并且是估计原发容量不足量的有用方法。在血透或超滤时体重的变化是估计细胞外液量变化的准确方法,但在其他情况下这一方法就不准确。血管内容量减少时组织间液、胸腔积液、腹水的变化干扰对低容量血症的评价。中心静脉压与补液的关系可以作为诊断性治疗的一种鉴别方法。

2. 判断低容量血症的纠正速度　伴有严重脏器功能不全、低血压和少尿的低容量性休克需要对低容量血症进行即时快速的纠正,而在非紧急情况下,可以缓慢而细致地纠正细胞外液和血管内容量的缺失以避免并发肺和外周性水肿。非急性低血压状态时估计补液量的50%～80%应该在12～24小时给予;而在低容量血症的诊断没有最后确定或存在和怀疑心脏疾病的患者中,进行补液试验可能更为妥当,如在1～2小时给予100～300 ml的静脉输液后进行细致的再评价并检查尿量、CVP(表16-4),PCWP、血压和其他体征,以决定是否重复补液试验或开始持续输液或考虑其他的问题。对伴有严重容量缺失和脏器功能不全的患者应该在短时间内快速输液(200～300 ml/h)并反复评估。

表 16-4　以 CVP 为冲击补液监护指标

观察 CVP 10 min	冲击补液方法
CVP≤8 cmH_2O(0.8 kPa)	200 ml×10 min
8<CVP<14 cmH_2O	100 ml×10 min
CVP≥14 cmH_2O(1.4 kPa)	50 ml×10 min
输液中途或输液后 CVP 增量 ΔCVP≥5 cmH_2O(0.5 kPa)	停止输液
2<ΔCVP<5 cmH_2O	观察 10 min
ΔCVP≤2 cm H_2O(0.2 kPa)	继续补液

3. 并发症的防治　补液治疗的并发症主要是对低容量血症的高估或疏忽而造成的过度补液。肾和心功能不全的患者尤其易发容量负荷过重，肺水肿可能是首先出现的临床表现。而在肺通透性增高或 ARDS 患者中，即使没有过度补液也很可能发生肺水肿。补液期间可能出现外周性水肿或腹水的恶化。大量等张盐水可能导致高氯性代谢性酸中毒。

【临床应用】

1. 创伤性出血性休克的液体复苏　根据严重创伤休克的病理生理特点和病程经过，将创伤休克病程分为三期：第一期，活动性出血期，指受伤到完全止血的阶段；第二期，强制性血管外扣留期，此期全身毛细血管通透性增高，大量血管内液进入组织间隙，出现全身水肿，此期历时 1～3 日；第三期，血管再充盈期，大量组织间液回吸收入血管内，机体功能逐渐恢复。创伤性出血性休克的治疗除了手术止血等损伤控制技术以外，非手术治疗对出血未控制患者采用限制性液体复苏(低压复苏)策略。

2. 严重脓毒症和脓毒性休克的液体复苏　严重脓毒症和脓毒性休克的液体复苏采用早期目标导向液体复苏治疗(EGDR)，一旦确诊 EGDR≤6 小时实施。

(1) 液体复苏指征而导致的休克明确；组织低灌注；液体输注后仍存在持续低血压；血乳酸超过 4 mmol/L。

(2) 液体复苏目标：CVP 8～12 mmHg；MAP≥65 mmHg；尿量≥0.5 ml/(kg·h)；中心静脉(上腔静脉)或混合静脉血氧饱和度≥70%或≤65%。

(3) 液体复苏方法：如果不能达到静脉血氧饱和度目标，可以进一步考虑：继续输液；输注红细胞使血细胞比容达到≥30%；使用多巴酚丁胺，最大可达 20 μg/(kg·min)；如果是使用呼吸机患者或者心室顺应性下降者可以使 CVP 达到 12～15 mmHg。

第十二节　血管活性药物应用技术

一、多巴胺

【药理作用】

兼具 α-肾上腺素能受体、多巴胺能受体 β-肾上腺素能受体激动作用，其受体激活作用呈剂量依赖性。①小剂量[2～5 μg/(kg·min)]主要兴奋肾、脑、冠状动脉和肠系膜血管壁上多巴胺能受体，有肾血管扩张作用，尿量可能增加；同时兴奋心脏 $β_1$-受体，有轻度正性肌力作用。②中等剂量[5～10 μg/(kg·min)]主要起阻断β_1-受体、β_2-受体激动作用，其正性肌力作用使心排血量增加。③大剂量[>10 μg/(kg·min)] 使用时α_1-受体激动效应占主要地位，使动静脉血管床收缩，血压升高；肾动脉也开始收缩；随着剂量增加，α_2-受体强烈-兴奋，可逆转其肾、肠系膜等血管扩张作用，使其血流量减少，同时使心率加快，甚至引起心律失常。

【临床应用】

多巴胺是危重患者抗休克十分理想的血管收缩药，适用于各种类型休克、心功能不全、微循环障碍及器官功能保护。研究表明，感染性休克患者维持平均动脉压(MAP)≥60 mmHg需要的多巴胺中位剂量为15 g/(kg·min)。

【用法与要求】

治疗休克时，一般起始剂量为5～10 μg/(kg·min)，逐渐增加至血压、尿量和其他器官灌注参数改善，应用时必须使用输液泵控制。危急情况下可直接静脉注射20～40 mg。由于该药半衰期短，应持续静脉滴注维持其功能，并根据血压等变化调节剂量，病情稳定后逐步减量，避免血流动力学波动过大。

二、肾上腺素

【药理作用】

兼具α-受体和β-受体兴奋作用。使心肌收缩力增强，心率加快，心肌耗氧量增加；皮肤、黏膜和内脏小血管收缩，而冠状动脉和骨骼肌血管扩张。常规剂量<0.7 μg/(kg·min)使收缩压上升而舒张压并不升高，剂量加大时[>0.7 μg/(kg·min)]兴奋α-受体作用超过β-受体作用，使阻力血管收缩，收缩压和舒张压均明显升高，改善冠状动脉血流量；此外兴奋β_2-受体，使支气管和胃肠道平滑肌松弛，并抑制肥大细胞释放过敏性物质，具有抗过敏作用。

【临床应用】

1. 心搏骤停　肾上腺素是心脏复苏的常规抢救用药，适用于任何原因导致的心搏骤停的抢救，但心脏复苏时的最佳应用剂量一直存有争议，多主张1 mg静脉推注，可每3～5分钟重复给药1 mg，而不推荐大剂量应用。室颤波幅较低时给予肾上腺素，可使室颤波幅增大，有利于提高除颤效果。

2. 过敏性休克　肾上腺素能迅速改善过敏性休克症状，一般0.5～1 mg皮下或肌内注射，紧急情况下可稀释后静脉推注。

3. 支气管哮喘　肾上腺素较强的支气管平滑肌舒张作用使其能较快控制支气管哮喘发作，可采用0.5～1 mg皮下或肌内注射，但作用仅能维持1小时。

4. 黏膜出血　稀释后局部应用可制止气道黏膜、鼻黏膜等出血。

三、去甲肾上腺素

【药理作用】

主要兴奋α-受体，使阻力血管和容量血管强烈收缩，是最强效的外周血管收缩药；无β_2-受体作用。

【临床应用】

适用于难治性休克、嗜铬细胞瘤摘除后血压急剧下降以及上消化道出血量较大时的局部用药。研究表明，在容量复苏效果差的感染性休克患者中联合应用多巴酚丁胺

[(20～30) μg/(kg·min)]＋多巴胺[2～4 μg/(kg·min)]＋去甲肾上腺素[0.5～1 μg/(kg·min)]，可明显改善心功能，增加组织灌注和氧输送，降低病死率。

【用法与要求】

常以 1～4 mg 加入 5%葡萄糖或生理盐水中缓慢静脉滴注，需血压监测，并与血管扩张药合用以减轻脏器灌注不良；抗休克时使用时间不宜过长，因其强烈缩血管作用，可加重微循环障碍，临床上不作为抗休克首选药物。

四、间烃胺

【药理作用】

直接兴奋 α-受体，主要通过促进神经突触释放储存的儿茶酚胺而间接发挥作用，便血管平滑肌收缩，具有较强升血压作用，较去甲肾上腺素作用稍弱，但较持久。

【临床应用】

适用于各种类型休克。心源性休克引起的低血压不作为首选药物，但在多巴胺使用效果不理想时可加用此药，使用后可提高血压，增加心脑等重要器官灌注。

【用法与要求】

以 10～100 mg 加入 5%～10%葡萄糖或生理盐水中静脉滴注，监测血压水平调节滴速。当血压达到最低生理灌注压水平后，一般不作为持续维持血压用药。

五、甲氧明

【药理作用】

纯 α-受体兴奋药，收缩外周血管而升高血压，较去甲肾上腺素作用弱，但较持久，对肾血管有收缩作用，对心脏无直接作用，当血压升高可反射性引起心率减慢。

【临床应用】

主要用于低血压的救治，在外科手术中，常用于维持和恢复血压。

【用法与要求】

可肌内注射 5～10 mg，作用维持时间长；静脉注射可 10～20 mg 稀释至 20 ml，缓慢推注；静脉滴注以 10～20 mg 加入 5%葡萄糖中维持。

六、去氧肾上腺素

【药理作用】

主要兴奋 α-受体，作用较去甲肾上腺素弱而持久，可反射性兴奋迷走神经，使心率减慢，对心肌无兴奋作用。

【临床应用】

适用于感染性及过敏性休克、全身麻醉及腰椎麻醉时的低血压。

【用法与要求】

静脉滴注以 10～20 mg 加入 100 ml 生理盐水中缓慢滴注；静脉注射 0.1 mg/min。

七、血管加压素

【药理作用】

非拟肾上腺素药，给药剂量远远大于其发挥抗利尿激素效应时，通过直接刺激平滑肌 V_1 受体而发挥周围血管收缩作用，但对冠状动脉和肾动脉的收缩作用较轻，对脑血管尚有扩张作用。

【临床应用】

1. 心肺复苏　血管加压素和肾上腺素对短时间心脏停搏的 CPR 效果相似，而对于心脏停搏时间较长、基本生命支持反应差的患者，前者的效果特别好，原因在于酸血症时肾上腺素作用迟钝，而血管加压素作用不受影响。CPR 时使用剂量有报道为 40 U 静脉推注，无效可重复应用。

2. 感染性休克伴血管扩张　经标准治疗效果差时可考虑应用，以维持血流动力学。

3. 治疗肺出血和胃底-食管静脉曲张破裂出血。

八、酚妥拉明

【药理作用】

为α-受体阻滞药，以扩张小动脉为主，也扩张静脉，可降低肺动脉高压，减轻心脏前后负荷；对β-受体也有轻度兴奋作用，增强心肌收缩力，解除支气管痉挛，改善肺通气，并有消除室性期前收缩作用。该药作用迅速，用药后 2 分钟起效，作用时间短，停药后 30 分钟内作用消失。应注意静脉注射剂量过大时可引起低血压，使用时需严密监测血压和心脏情况。

【临床应用】

多作为血管舒张药和降压药应用，常用于急性左侧心力衰竭、肺水肿、高血压危象的控制；对感染性休克、心源性休克患者，在保证最低灌注压情况下，有助于改善微循环；还可用于嗜铬细胞瘤的诊断。

【用法与要求】

静脉持续滴注以 0.1 mg/min 速度给药；根据血压调整剂量，达到治疗效果后应逐步减量，避免突然停药使血压波动过大；紧急情况下可静脉注射，以该药 10 mg 稀释至 20 ml，0.3 mg/min 速度推注。应注意静脉注射剂量过大时可引起低血压，使用时应严密监测血压和心功能。

九、硝普钠

【药理作用】

直接作用于血管平滑肌；具有强大的扩血管作用，静脉和动脉扩张效应大致相等。其作用是降低心室的前负荷和后负荷，同时扩张冠状动脉而改善心肌供血。起效快，给药后 5 分钟内见效，通过调节滴速能迅速达到理想和预期的血流动力学作用，停药后作用维持 2～15 分钟。

【临床应用】

常用于治疗心肌梗死伴心力衰竭、心脏术后低排综合征、心源性休克、高血压危象及术中急性降压，尤其在以心排血量降低、左心室充盈压和体血管阻力增高为特征的晚期心力衰竭患者中，静脉滴注硝普钠将特别有效，常被用作晚期心力衰竭药物治疗中的一个起始疗法。

【用法与要求】

起始滴速一般为 0.3 μg/(kg·min)，根据血流动力学反应缓慢向上调节滴速。该药须新鲜配制，不与其他药配伍，使用时避光。硝普钠最常见的不良反应是低血压，应密切监测血压和心率；在肝或肾功能不全患者，长期使用易发生硫氰酸盐和(或)氰化物中毒，连续应用不宜超过 72 小时，避免突然停药。

十、硝酸甘油

【药理作用】

直接松弛各种平滑肌，尤其是血管平滑肌。低浓度以扩张小静脉为主，较大剂量时扩张小动脉，可引起反射性心率加快；尚能通过改善缺血性心肌病患者的冠状动脉血流，从而改善心室收缩和舒张功能。

【临床应用】

主要用于防治冠状动脉综合征、各种原因引起的肺动脉高压、充血性心力衰竭等。

【用法与要求】

静脉滴注以 5～20 mg 加入 5％葡萄糖 250 ml，根据病情调节速度，并监测血压和心率；舌下含服 0.3～0.6 mg，2～5 分钟起效，可维持 30 分钟。青光眼患者忌用，长期连续应用易产生耐药。

十一、卡托普利和依那普利

【药理作用】

为血管紧张素转化酶抑制药，通过降低血浆中血管紧张素Ⅱ和醛固酮水平，舒张小动脉，以减轻心脏前、后负荷，从而改善充血性心力衰竭患者的心功能。由于这一类药对肾出球小动脉张力的选择性作用，它们和其他血管扩张药不同，限制了肾对肾小球灌注压自主调节从而维持肾小球滤过的能力，因此，对于心排血量或血压处于临界状态的患者，长期或大量使用该类药可能引起肾小球滤过率下降。

【临床应用】

适用于治疗各类高血压，特别是常规疗法无效的严重高血压。

【用法与要求】

卡托普利口服每次 12.5 mg，每天 3 次，逐渐增加，每次可予 50 mg；依那普利开始为 10 mg，每天 1 次，根据需要可逐渐增加至 40 mg，分 2 次口服。初始剂量偶可引起血压突然下降，建议以小剂量开始，对明显左心功能不全或已接受大剂量利尿药的患者开始应用这类药物时应减量。

十二、双氢麦角碱

【药理作用】

具有较强的 α-受体阻滞作用，能扩张周围血管、降低血压、减慢心率，并有镇静和对抗 5-羟色胺的作用。

【临床应用】

主要与异丙嗪、哌替啶等配成冬眠合剂应用，也可用于脑血管痉挛、周围血管疾病以及高血压危象的治疗。

【用法与要求】

舌下含服每次 1 mg，每天 3 次；皮下、肌内注射每次 0.15～0.60 mg，每天 1 次；静脉滴注应缓慢，以 0.6 mg 加入 5％葡萄糖中，与其他药配成冬眠合剂。

第十三节 胸腔引流技术

【物品准备】

胸腔穿刺包(穿刺针 1 个,注射器 1 支,止血钳 1 把,纱布若干)、2%利多卡因 1 支、无菌手套 1 双、引流袋 1 个。

【操作方法】

1. 嘱患者取坐位面向椅背,两前臂置于椅背上,前额伏于前臂上。病重而不能起床的患者可取半坐卧位,患侧前臂上举抱于枕部。

2. 穿刺点选在胸部叩诊实音最明显部位进行,一般常取肩胛线或者腋后线第 7~8 肋间;有时也选腋中线第 6~7 肋间或腋前线第 5 肋间。包裹性积液可借助 X 线或超声检查。

3. 常规消毒皮肤,戴无菌手套,盖单巾,在下一肋骨上缘的穿刺点自皮至胸膜壁层行局部浸润麻醉。

4. 以左手食指与中指固定穿刺部位的皮肤,右手将穿刺针的三通活栓转到与胸膜腔关闭处,再将穿刺针在麻醉处缓缓刺入,当针抵抗感突然消失时,将穿刺针与密封引流袋相连,转动三通活栓使其与胸腔相通,进行引流。操作中可用止血钳协助固定穿刺针,以防刺入过深损伤肺组织。

5. 引流结束后拨出穿刺针,覆盖无菌纱布,稍用力压迫片刻,用胶布固定后嘱患者静卧。

【技术要求】

1. 病变靠近纵隔、心脏和大血管处,有严重肺气肿和广泛肺大疱者以及心、肝、脾明显肿大者,行该操作需慎重。

2. 需镇静者,可于术前 30 分钟前给予地西泮 10 mg 或可待因 0.03 g。

3. 麻醉必须深达胸膜。进针不宜过深或过浅,过高或过低。避免在第 9 肋间隙以下穿刺,以免穿透膈肌。操作中嘱患者不要移动体位,避免咳嗽或做深呼吸。

4. 应严格无菌操作,并始终保持胸膜腔内负压。

5. 诊断性穿刺抽液 50~100 ml 即可,引流一般首次不超过 600 ml,以后每次不超过 1 000 ml;感染性胸腔积液应一次尽量抽净。

6. 操作中观察患者的反应,如有头晕、面色苍白;出汗、心悸、胸部压迫感或剧痛、昏厥等胸膜过敏反应,或出现连续性咳嗽、咳泡沫痰等现象时,应立即停止抽液,让患者平卧,观察心肺、血压情况。大部分患者卧床后即可缓解,少数需皮下注射 0.1%肾上腺素 0.3~0.5 ml 或进行其他对症处理。

【临床应用】

1. 胸腔积液引流后明确诊断。

2. 渗出性胸膜炎积液久不吸收,或持续发热不退,或大量积液产生压迫症状。

3. 引流后注入药物。

第十四节　腹腔引流技术

【物品准备】

腹腔穿刺包(穿刺针 1 个,注射器 I 支,止血钳 1 把,纱布若干)、2%利多卡因 1 支、无菌手套 1 双,引流袋 1 个。

【操作方法】

1. 术前嘱患者排出小便以免穿刺时损伤膀胱。

2. 依积液多少和病情,可取坐位、半坐位,左侧卧位或仰卧位。放液时必须使患者体位舒适,并于腹上部扎一宽平带或多头带。

3. 可选择的穿刺点

(1) 脐与左髂前上棘连线的中 1/3 与外 1/3 的相交点。

(2) 侧卧位穿刺点在脐的水平线与腋前线或腋中线交叉处。

(3) 脐与耻骨联合连线的中点上方 1 cm,稍偏左或偏右 1～1.5 cm 处。

4. 常规消毒　戴手套及盖单巾,自皮肤至腹壁层做局部麻醉。术者用左手固定穿刺部位皮肤,右手持针经麻醉处垂直刺入腹腔,待感到针锋抵抗感突然消失时,表示针头已穿过腹膜壁层。针尾连一长胶管及引流袋,腹水经胶管流入引流袋中,妥善固定针头防止操作中插入过深或脱出。胶管上可夹输液夹子,以调整放液速度。腹水不断流出后,应逐步收紧宽布带或多头带,以防腹内压骤降而发生休克。放液完毕,覆盖纱布,胶布固定,用多头带包扎腹部。

【技术要求】

1. 肝性脑病前期、粘连性结核性腹膜炎、卵巢肿瘤、包虫病、腹主动脉瘤等为本检查禁忌证。

2. 术中应随时询问患者有无头晕、恶心、心悸等症状,并密切观察患者呼吸、脉搏及面色改变等。如以上症状明显时应立即停止穿刺,使患者卧床休息,必要时可注射高渗葡萄糖。

3. 放腹水时如遇流出不畅,针头应稍作移动或变换体位。放液不可过快、过多,初次放液不可超过 3 000 ml,血性腹水不可放液。放液前后均应测量腹围及复查腹部体征等。

4. 大量腹水者,穿刺时应把腹壁皮肤向下或向外牵拉,然后穿刺。以使拔针后皮肤针眼与腹肌针眼错开,防止腹水外溢。如穿刺孔处有腹水溢出时,可用蝶形胶布或火棉胶贴粘贴。

【临床应用】

1. 腹腔积液引流后明确诊断。

2. 大量腹水引起呼吸困难或腹部胀痛。

3. 引流后腹腔内给药。

第十五节　超声介入在 ICU 的救治

【物品准备】

实时超声成像仪、2～5 MHz 探头，穿刺包，消毒液，局麻药。

【操作方法】

患者取合适体位，应用常规耦合剂，于检查部位顺序扫查，确定适合的进针点，并做体表标记。超声医师戴消毒帽子、口罩、手套，常规消毒、铺单巾，应用生理盐水为耦合剂，并使用一次性无菌薄膜(或手套)包裹探头，手持探头，确认途径及穿刺点，然后进行局麻。待麻醉满意后，在实时超声图像监控下，将针刺入目标(积液腔)。在此过程中，嘱患者平静呼吸，在刺入前可嘱其适当屏气可根据需要进行抽液，注入药物等操作。

【技术要求】

1. 操作医师必须理解超声下的解剖方位。

2. 建议采取徒手探头操作，因其较采用穿刺探头或穿刺附加器更方便灵活，特别适合床边紧急执行。

3. 在进针过程中，务必将穿刺针与探头切面保持一致，这样才能将针尖显示清楚。看清针尖后方可进针，切莫盲目穿刺。

4. 浆膜腔穿刺抽液尽量使针尖保持在中心位置，观察液量减少的情况。操作完成后迅速退针。脓肿使用导管针对已液化的脓肿病灶进行穿刺抽脓，引流管置于脓腔的底部；若要冲洗，注液管置于脓腔的上半部，引流管置于下半部，并局部注入抗生素治疗。随着脓肿病灶的不断液化，可重复穿刺治疗。

5. 穿刺冲洗或注药时，切勿将空气注入体内，以免干扰后续超声监测。

【临床应用】

ICU 常用的为经皮穿刺置管引流术。超声引导下经皮穿刺置管引流术是对体内含液性病变所采取的治疗手段之一。包括超声引导下浆膜腔穿刺抽液体，脓肿的穿刺引流注药治疗，胆道、体腔积液穿刺引流，以及胆囊、肾盂造瘘等。

脓肿穿刺治疗的适应证主要包括全身超声可显示的各脏器的脓肿、临床主要包括肝脓肿、盆腔脓肿、膈下脓肿、阑尾周围脓肿等，近来也开始应用于肺脓肿、肌肉内脓肿、椎旁脓肿等的穿刺治疗。研究表明，化脓性肝脓肿的经皮穿刺引流治疗与外科引流术在治疗效果上的差异无统计学意义，但外科治疗恢复慢且花费高，因此经皮穿刺术已成为各种脓肿的一线治疗方法。目前，我们对直径≥0.5 cm 的脓肿均可行超声引导下的诊断性抽吸及注药治疗。

超声引导下经皮胆道穿刺引流(PTCD)因其独有的实时性和无放射线损伤优势，在临床得到广泛开展。因胆囊结石、胆管结石造成的胆管梗阻，胆囊癌、胆管癌、肝转移癌引起的恶性梗阻性黄疸，以及其他原因所致的肝内、外胆管中重度扩张等均可用胆道穿刺引流术来迅速降低胆道压力，缓解症状。目前，该方法已经成为晚期恶性梗阻性黄疸患者姑息治疗和急性胆管梗死患者临时缓解症状的首选治疗方案。

经皮肾穿刺造瘘术是一种暂时或永久性解除尿路梗阻的微创手术，超声引导因具有实用、可避开肾血管的安全性，逐渐代替了X线下操作的方法。目前超声引导可精确避开肾的二、三级分支血管/直接通过锥体穿刺进入肾盂，避免损伤肾皮质的血管。经皮肾穿刺造瘘既可以作为治疗梗阻性肾积水简单有效的手段，也是经皮肾镜或肾盂取石、取异物等手术的必要步骤。

第十七章　ICU 救治热点与难点

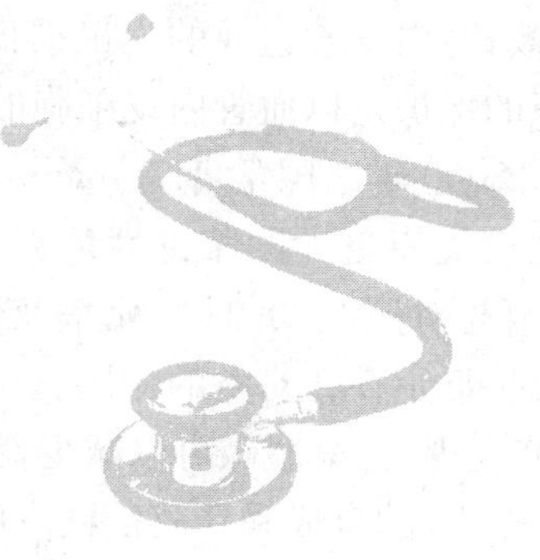

第一节　ICU 抗感染治疗热点

【临床治疗共识】

现阶段抗感染治疗仍然强调在病因治疗的基础上进行综合治疗采用各种有效措施对炎症介质的控制：阻止其释放和表达，或清除炎症介质，减少机体失控炎症反应的自我损伤，成为目前脓毒症抗感染治疗的共识。

1. 补充促炎性物质或抗炎性物质　脓毒症可诱导 B 细胞和 CD_4 T 细胞发生凋亡，脓毒症历时越长，细胞凋亡越严重。研究表明，检测血液循环中炎症介质的浓度可评价脓毒症发展的阶段和状态，以此调整抗炎物质的用量。在低免疫状态应用抗炎物质会使病情更加恶化，但若患者确为免疫功能低下，可使用能增强先天性和（或）获得免疫功能的促炎物质。研究证明，IFNγ 可提高部分脓毒症患者的生存率，其作用与恢复巨噬细胞 HLA－DR 的表达和 TNF－α 的分泌有关。

2. 抗凝药　严重感染过程中凝血和炎症反应的交叉激活（cross talk）机制使得炎症得以持续，病原体和炎性介质通过刺激单核细胞和内皮细胞释放组织因子激活凝血系统，而凝血酶反过来可以刺激多种炎性物质并激活纤维蛋白溶解抑制剂而抑制内源性纤溶系统。阻断炎症和凝血的交叉激活可能成为控制炎症反应的新途径。

（1）活化蛋白 C（APC）：APC 可在多个位点干预宿主对感染的反应，通过使因子Ⅴa 和Ⅷa 失活、限制凝血酶产生而发挥抗血栓形成作用；当凝血酶水平降低时，也凝血酶诱导的炎性反应、促凝、抗纤溶作用减弱。美国食品和药品管理局（FDA）对该药使用作了严格的限定，仅推荐用于 APACHEⅡ评分＞25 分的 MODS、脓毒性休克、ARDS 和对出血风险没有绝对禁忌的患者。

（2）组织因子途径抑制物（TFPI）：临床试验表明在国际标准化（INR）＜1.2 的患者中，TFPI 治疗组 28 日病死率明显低于安慰剂组，而在 INR＞1.2 患者中病死率未见降低。

(3) 肝素及低分子肝素/肝素可激活 AT-Ⅲ而发挥抗凝、抗炎作用,同时易获取、价廉而且最广泛应用于抗凝治疗,一些非随机对照的临床观察中也显示肝素可部分抑制脓毒症导致的凝血系统活化,但是还缺乏随机对照、前瞻性的临床研究,值得进一步研究开发。

(4) 具有抗凝作用的中成药:血必净注射液,其主要成分为赤芍、川穹、丹参、红花和当归等。临床实践证实,血必净注射液可有效降低血清降钙素原(PCT)水平,降低病死率,对脓毒症治疗有较好的疗效;对内毒素造成的大鼠损伤器官超微结构具有保护作用,并提示血必净注射液对损伤织的保护是以血管内皮细胞的保护为基础。

3. 小剂量激素替代治疗　2000 年法国学者 Annane 等的小剂量激素替代治疗开创了脓毒症治疗的里程碑。但之后规模更大的脓毒性休克激素治疗的多中心研究(CORTICUS)却未能证实激素治疗组与对照组 28 日病死率及休克好转率的显著性差异。但最近研究发现对短期死亡率似乎显示存在有益的作用。

4. 胆碱能抗炎通路　研究发现,乙酰胆碱可以减少炎性细胞因子(TNF,IL-18,IL-6 和 IL-18)的释放,但并不影响 IL-10 的合成和释放。糖皮质激素虽然可以改善微循环,减轻中毒症状,抑制 TNF 基因转录、TNF mRNA 的翻译,阻止 TNF 合成;但当 mRNA 转录已经开始进行,糖皮质激素则不起作用,因而对于已经进展的 SIRS 患者应用糖皮质激素并不能明显改善预后。ACh 可能是通过转录后水平抑制 IL-18 和 IL-6 等炎症介质的释放,这就为在 mRNA 转录开始后进行炎症控制提供了另一种可行的治疗方案。

5. 胰岛素　胰岛素对于脓毒症的保护性机制一是可能与调控初期炎症反应有关,伴有高血糖的脓毒症患者体内中性粒细胞吞噬作用受损,而纠正高血糖可改善其吞噬细菌功能;二是涉及胰岛素的抗凋亡作用,胰岛素可经活化 PI_3K_2Akt 通路防止多种凋亡诱导性因素所致的细胞凋亡。

6. 乌司他丁(UTI)　是从人尿液中分离纯化一种糖蛋白,属蛋白酶抑制药,对胰蛋白酶、α-糜蛋白酶等丝氨酸蛋白酶及粒细胞弹性蛋白酶、透明质酸酶、硫基酶、纤溶酶等多种酶有抑制作用。可稳定溶酶体膜,抑制溶酶体酶的释放清除氧自由基,抑制炎症递质释放等作用。通过下调炎症递质,调控机体炎性反应过程,有效阻断全身炎性反应综合征向 MODS 转变的进程。临床研究显示;乌司他丁不仅能够改善重度脓毒症患者病情,而且能够降低重度脓毒症患者 28 日病死率。

7. 他汀类药物　他汀类药物属羟甲基戊二酰辅酶 A 还原酶抑制药,是临床常用的降血脂药物,近年:发现他汀类药物具有多效性,如保护血管内皮细胞、抗炎、改善凝血功能障碍,以及对重要脏器的保护作用等;他汀类药物一定程度上能够有效预防和辅助治疗脓毒症,但存在骨骼肌(横纹肌)溶解、肝毒性、恶心、呕吐、腹胀等不良反应,其安全性、用药剂量及疗程等问题尚需深入研究。

8. 大黄　大黄是传统的中药,主要成分为大黄素、大黄酸和鞣酸等。中医学认为,大黄具有道里攻下、清热解毒、凉血行瘀的功效。针对大黄防治脓毒症的研究表明,大黄具有促进胃肠蠕动、保护肠道黏膜、促进内毒素排出、减少细菌及毒素移位、抗炎抑菌、减少过量细胞因子产生、降低过度免疫反应、改善微循环、增加缺血脏器血流量等作用。

9. LPS 靶向治疗　内毒素 LPS 是感染性休克的主要启动因子。虽然近期大规模多中心临床试验提示目前临床抗内毒素治疗效果不佳,但考虑到 LPS 在引起感染性休克中的重要地位，完全清除内毒素应该对机体有益无害，所以针对 LPS 的治疗仍是目前最活跃的研究领域。有资料提示杀菌性/穿透性增强蛋白(BPI)对细菌内毒素活性成分类脂 A 有高亲和力，能有效中却内毒素，其临床效果有待进一步证实。

10. 血液滤过和肾替代治疗　理论上血液净化技术不仅能清除代谢产物和维持水、电解质平衡，对炎症介质、细胞因子、内毒素等也有一定的清除能力，在脓毒症的治疗中可发挥积极作用。脓毒症指南仅仅建议对严重脓毒症合并急性肾衰竭患者进行肾替代治疗，选用持续性肾替代治疗与间断性血液透析是等效的。

【救治难点与争议】

脓毒症时机体全身性炎症反应中的免疫应答是一把双刃剑，正常应激反应是抗炎机制的激活，免疫细胞和细胞因子具备致命性和保护性双重作用，阻断二者的作用未必能使病情好转。由于炎症反应的确切机并不完全清楚，如何用临床或实验方法来衡量炎症反应是否适度与过度及以往针对早期炎性介质如 IL-1，IL-6，IL-8 和 TNFa 的治疗为什么失效，是否忽视了晚期重要炎性介质如高迁移率蛋白 B_1(high mobility group bo1x, HMGB1)的作用？在应用抗生素病因治疗的同时，如何解决治疗初期的微生物毒素释放引起的一过性炎症反应？血液净化治疗不仅可以清除血液中的肌酐、尿素氮和钾离子等有毒物质，还可以清除炎症介质，但如何把握血液净化介入炎症反应治疗的时机？上述一系列问题，值得进一步深入研究。

【展望】

脓毒症及其并发的多器官功能障碍可以认为机体免疫系统对病原体的一种过度炎症反应。其免疫应答过程日益清楚，包括线粒体、内分泌和代谢途径之间的相互作用。目前认为病原相关分子模式(PAMP)-TLR-跨膜信号转导在脓毒发病机制中占有核心地位，TLB 相关基因与脓毒症相关性研究以及 PAMP-TLR-跨膜信号转导通路的发现，为脓毒症的防治研究指明了方向。

第二节　ICU 细菌感染治疗热点

当机体一个或多个脏器或系统出现感染、导致一个或多个脏器功能不全或衰竭、危及患者生命，此为重症感染。美国每年发生 200 万例以上的院内感染，其中耐药菌 50%～60%，ICU 内感染患者占 30%～40%，ICU 院内感染率为 20%～30%。我国 2008 年 CHINET 公布的资料显示，大肠埃希菌、铜绿假单胞菌、克雷伯菌和不动杆菌分列革兰阴性菌感染的前四位，这四类菌占临床革兰阴性菌感染总数的 72.6%，其中大肠埃希菌 ESBL 阳性检出率为 28.5%～63%，克雷伯菌为 25.2%～64.6%。我国临床常见的革兰阳性菌感染为金黄色葡萄球菌、肠球菌和血浆凝固酶阴性葡萄球菌，它们占革兰阳性菌感染总数的 82.7%，其中金黄色葡萄球菌耐药菌株检出率为 14.8%～77.5%。凝固酶阴性葡萄球菌耐药菌株检出率为 60.4%～92.4%；目前，耐药菌特别是多重耐药菌和泛耐药菌是感染治疗的难点与热点。

【细菌耐药机制】

1. 常见的细菌耐药机制　耐药机制存在各种病原微生物中，已引起广泛关注。目前认为，细菌耐药机制与下列因素有关：

(1) 细菌细胞壁、细胞膜结构改变。

(2) 抗生素结合靶位缺失。

(3) 细菌主动外排抗生素：有些抗菌药物(常见的如四环素类及喹诺酮类)能诱导细菌的主动外运，抗菌药物难以在细菌内积累到有效浓度，造成对抗菌药物耐药程度的普遍提高。

(4) 细菌产酶。

(5) 荚膜形成：在上述耐药机制中，细菌产酶是目前最主要的耐药机制；占耐药机制的 80%～90%。

2. 常见的细菌产酶　细菌可产生各种酶分解抗生素，常见的主要有以下几种：

(1) β-内酰胺酶：β-内酰胺酶具有突变性，大量使用抗生素形成选择性压力而筛选出，从自发诱导型突变成持续高产型。目前已发现 200 多种，分为 A,B,C,D 四组。它可使叶内酰胺类抗生素的β-内酰胺环断裂，导致该类抗生素失效β-内酰胺酶由染色体介导也可由质粒介导。葡萄球菌属和革兰阴性菌均可产生β-内酰胺酶。

(2) 超广谱β内酰胺酶(ESBL)：它由普通β内酰胺酶 TEM-1，TEM-2，SHV-1 位点发生突变而形成，能灭活头孢菌素等β内酰胺类抗生素，ESBL 由质粒介导。常见产 ESBL 细菌包括克雷伯菌、大肠埃希菌、铜绿假单胞菌、不动杆菌和沙雷菌属等。

(3) AmpC 酶：AmpC 酶也是随着抗生素的广泛使用而出现，产 AmpC 酶细菌目前也已成为医院感染的重要病原菌之一。AmpC 酶常见于弗劳地枸橼酸菌、克雷伯菌和沙雷菌属，能水解除四代头孢菌素外的其他头孢菌素。它主要由染色体介导，少数为质粒介导。

(4) 产超级广谱β-内酰胺酶(SSBL)：当产 ESBL 细菌同时携带有质粒介导的 Ampc 酶时称为产超级广谱β-内酰胺酶(SSBL)细菌。可见于肺炎克雷伯菌和大肠埃希菌。对目前几乎所有的抗生素均耐药，仅对碳青霉烯类抗生素部分敏感。

(5) 氨基糖苷酯化酶：分解第一代氨基糖苷类抗生素。

(6) 氯霉素乙酰转移酶：分解氯霉素等抗生素。

(7) 红霉素酯化酶：分解红霉素等抗生素。

在上述几类酶中，以β-内酰胺酶和 ESBL 最为常见，可分解大部分β-内酰胺类抗生素，给临床治疗带来一定的困难。

3. 多重耐药菌(MDR)与泛耐药菌(PDR)　近年来，临床上出现部分细菌，对常用的抗生素均表出现耐药。细菌对包括头孢菌素类、青霉素类、喹诺酮类、氨基糖苷类、碳青霉烯类、单环类、其他类(如四环素、氯霉素、利福平)等在内的 7 类抗生素中的至少 5 类耐药，称为多重耐药菌(multiple drug resistant, MDR)。泛耐药菌(pan drug resistant, PDR)指细菌除对多黏菌素、舒巴坦可能敏感外，对临床上常见的 7 类抗生素均不同程度耐药。PDR 是 MDR 中的特殊类型，常见于鲍曼不动杆菌。多重耐药菌(MDR)的耐药机制包括细菌产酶、膜通道蛋白缺失和外排泵过度表达等方面。目前多重耐药菌和泛耐药菌有蔓延的趋势，给临床治疗造成很大困难。

4. 革兰阳性菌耐药特点　目前临床革兰阳性菌感染主要见于金黄色葡萄球菌和肠球菌。金黄色葡萄球菌对β-内酰胺类抗生素耐药机制主要表现在产β-内酰胺酶以及青霉素结合蛋白(PBP_2a)突变；全世界每年约有 10 万人发生耐甲氧西林金黄色葡萄球菌

(MRSA)感染,其中社区获得性耐甲氧西林金黄色葡萄球菌(CA-MRSA)增长明显,死亡率高。CA-MRSA 毒力强,比院内获得性 MRSA 繁殖快,可产生葡萄球菌肠毒素 B 和葡萄球菌肠毒素 C,易导致患者出现中毒性休克综合征。国内目前尚未报道对万古霉素和去甲万古霉素耐药的葡萄球菌,而国外已分离到对万古霉素中介金黄色葡萄球菌(VI-SA)以及耐万古霉素金黄色葡萄球菌(VR-SA)。肠球菌感染常见于粪肠球菌和屎肠球菌感染,耐万古霉素肠球菌(VRE)主要见于屎肠球菌。

【重症感染的治疗原则】

重症感染耐药菌治疗原则,见图 17－1。

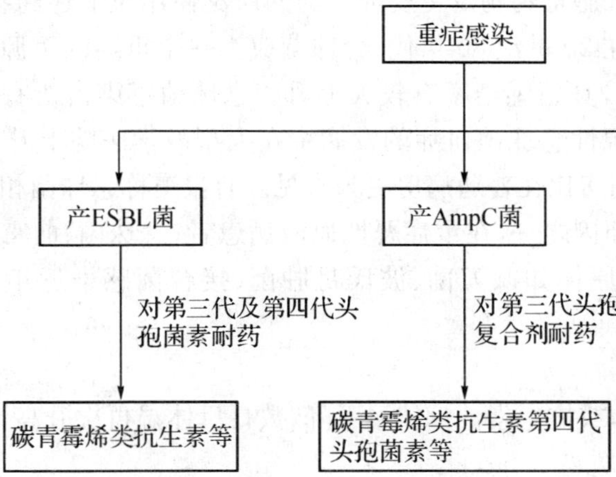

图 17－1　重症感染耐药菌治疗原则

1. 重症感染经验治疗的基本原则　包括全面覆盖可能的致病菌、全面获取培养和药敏结果。同时应隔离定殖或感染的患者,并对医院高危病区进行细菌流行分布监测。用药过程中注意药物的毒性作用、不良反应,防治真菌感染等并发症的发生。

2. 耐药革兰阴性菌的治疗原则　对于产 ESBL 菌应首选碳青霉烯类抗生素,必要时可联合氨基糖苷类抗生素。头霉烯类联合氨基糖苷类抗生素对产 ESBL 菌亦有较好的临床疗效。对于产人 AmpC 酶菌除碳青霉烯类抗生素外,四代头孢菌素也可作为首选药物之一。对于产 SSBL 菌目前只能选用碳青霉烯类抗生素。上述药物均属时间依赖抗生素,

治疗过程中应注意给药时间间隔,缩短给药时间间隔有利于提高血药浓度,往往可取得较好的临床疗效。

3. 耐药革兰阳性菌的治疗原则　目前万古霉素和去甲万古霉素对 MRSA 仍具强大抗菌作用,对青霉素不敏感肺炎链球菌亦具有高度抗菌活性。对其他链球菌属细菌,包括大环内酯类耐药亦仍对上述两药呈现敏感。万古霉素和去甲万古霉素作为治疗革兰阳性菌感染的首选药物之一,已广泛应用于临床。替考拉宁对金黄色葡萄球菌(甲氧西林耐药及敏感者)、肠球菌(万古霉素耐药及敏感者)、肺炎链球(青霉素耐药及敏感者)等链球菌属细菌的抗菌活性与万古霉素大致相仿,肝肾功能损害小、毒性作用及不良反应轻是其特点,但对部分凝固酶阴性葡萄球菌的作用不如万古霉素。利奈唑胺作用机制为抑制细菌蛋白质合成,抗菌作用与万古霉素大致相仿,但对肠球菌的作用明显优于万古霉素。该药对类杆菌属、难辨梭菌、消化链球菌等厌氧菌亦具抗菌活性。其他用于治疗

革兰阳性菌感染的药物还有曲伐沙星、莫昔沙星、加替沙星等。

【多重耐药菌治疗原则】

多重耐药菌感染的治疗应首选多黏菌素E或多黏菌素B。其次可选用头孢哌酮/舒巴坦、米诺环素和左氧氟沙星。头孢哌酮/舒巴坦在治疗多重耐药菌感染过程中应尽量缩短给药时间间隔以维持体内有效血药浓度从而达到杀灭细菌的目的。

第三节　ICU内真菌感染

广谱抗生素、糖皮质激素、细胞毒药物及免疫抑制药的广泛使用及上述药物的滥用，加剧了真菌感染的上升趋势。在20世纪80年代，念珠菌成为一个重要的医源性感染病原菌，在不同类型和规模的医院，真菌感染率有较大上升。念珠菌感染占所有医源性血源性感染的8%。近15年，医源性念珠菌血症的发病率在大型教学医院上升了500%。总的来说，念珠菌感染在ICU病房比在普通病房更为常见。有报道称念珠菌相关性血源性感染是导致血源性感染重要原因之一，在重症恶性血液病患者；念珠菌、曲霉菌是最主要的感染病原体。然而其他病原体如镰刀菌、波氏足肿菌、接合菌感染近年郡有上升趋势。

1. 临床表现

(1) 发热：抗生素治疗无效，或抗生素治疗体温下降，数日后体温再次升高，且抗生素治疗无效。

(2) 出血：重症患者发热过程中出现不明原因的出血。

(3) 器官功能障：不明原因心功能障碍、哮喘样发作(无哮喘病史)、胃肠功能衰竭。

(4) 念珠菌疹，胸前、颈项、四肢屈侧多见，表现为大小不一0.5～2 mm水疱疹，易误诊为汗疱疹。

(5) 内眼炎：发热过程中出现视力减退，眼底镜检查发现眼底呈棉絮样渗出。

2. 诊断标准　参照2007年《血液病/恶性肿瘤患者侵袭性真菌感染诊断标准与治疗原则(修订版)》相关内容。

(1) 宿主因素：中性粒细胞$<0.5\times10^9$ g/L，且持续10日以上；体温>38 ℃或<36 ℃，且存在以下易感因素。

①60日内出现过中性粒细胞减少，且持续10日以上。

②30日内使用过或现正使用强效免疫抑制药。

③侵袭性真菌感染病史。

④患有艾滋病史。

⑤存在移植物抗宿主病。

⑥长期使用糖皮质激素(3周以上)。

(2) 临床标准：适合以下主要或次要标准；持续发热超过96小时，合理使用抗生素无效。

①下呼吸道感染

· 主要标准：CT出现以下任一征象，光晕征，新月形空气征，实变区空洞。

· 次要征象：下呼吸道症状，咳嗽，胸痛，咯血，呼吸困难。

②鼻及鼻窦感染

・主要标准：影像学提示窦壁或邻近部位骨质破坏。

・次要标准：上呼吸道症状，鼻溃疡和鼻黏膜结痂或鼻出血；眶周肿胀；上颌窦压痛；硬腭黑色坏死性损伤或穿孔。

③中枢神经系统感染

・主要标准：影像学提示从鼻旁窦、耳部或椎突蔓延而至的脑膜炎；颅内脓肿或梗死。

・次要标准：局灶性神经症状和体征；精神改变；脑膜刺激征；脑脊液生化学检查种细胞计数异常。

（3）微生物学标准，痰液或支气管肺泡灌洗液培养呈真菌或新型隐球菌阳性、鼻窦抽取液直接镜检或细胞学检查或培养真菌呈阳性，痰液或支气管肺泡灌洗液镜检或细胞学检查发现曲霉菌或隐球菌；支气管肺泡灌洗液、脑脊液或 2 份以上的血液标本呈曲霉菌抗原阳性；血液呈隐球菌抗原阳性；无菌体液中经直接镜检或细胞学检查发现除隐球菌以外的其他真菌；未留置尿管的情况下，连续 2 份尿样培养均呈酵母样菌阳性；未留置尿管的情况下，尿检见念珠菌管型；血培养呈酵母菌阳性；肺部异常，与下呼吸道感染的相关标本中无法培养出任何致病细菌。

因此，侵袭性真菌感染（IFI）诊断依然分为：确诊 IFI（组织学证据）、临床诊断 IFI（符合 1 项宿主因素、1 项主要临床表现或 2 项次要临床表现及 1 项微生物学证据）和拟诊 IFI（1 项宿主因素及 1 项微生物学标准或 2 项次要临床标准）。

【病理机制】

真菌感染的发生是机体与真菌相互作用的结果，其最终取决于真菌的致病性、机体的免疫状态及环境条件对机体与真菌之间的关系的影响。真菌致病的决定因素是真菌的毒力、数量与侵袭途径。有的真菌对机体的不同器官有倾向性的侵袭作用，如曲霉、隐球菌引起呼吸道感染。有些真菌为寄生菌，当机体免疫力下降时可引起机体感染，如患有血液系统恶性疾病的重症患者容易并发念珠菌和曲霉菌所致的感染。外界环境对真菌感染也有较大影响，如重症患者念珠菌感染的危险因素已被发现。念珠菌血源性感染的几个独立危险因素包括：广谱抗生素的应用，定植，留置血管导管和血液透析等。

【临床治疗共识】

真菌感染在 ICU 比在普通病房更常见，因此预防医源性真菌感染在 ICU、重症肿瘤及造血干细胞移植患者中十分重要。抗真菌治疗的原则是：预防性治疗，经验性治疗，先期治疗，目标治疗（靶向治疗）。预防性治疗是指在具有一定危险因素的人群中用药，不管他们有没有表现出症状。目前达成的共识是：宿主免疫功能正常患者无须用药预防念珠菌感染，而粒细胞缺乏免疫抑制的重症患者需预防念珠菌感染。经验性抗真菌治疗是用于临床发现有真菌感染征象又缺少实验室检测证据时使用。先期治疗是针对临床诊断侵袭性真菌感染患者；而目标治疗（靶向治疗）是针对临床确诊患者。

【治疗难点与展望】

很多研究注重于早期经验性治疗方案，然而，几个前瞻性随机研究对比了经验性应用脱氧胆酸、两性霉素 B 和三唑类药物在治疗非中性粒细胞减少性患者的念珠菌血症中的作用，结果表明三唑类药物更加有效和安全。此外，一项前瞻性、随机双盲研究表明卡泊芬净在治疗侵袭性念珠菌血症方面与脱氧胆酸、两性霉素 B 具有同等效应。尽管这些研究中包括了 ICU 患着，但有关于脱氧胆酸、两性霉素 B 在 ICU 中预防种治疗念珠菌血症作用对照研究是较少的，能够抗曲霉菌等抗真菌药物已经日益增多，但可以作为经验性用药的药物仍然有限。

过去的几十年中，系统性真菌病的治疗方法发生了很多变化。首先，目前危重病息着反生真菌感染非常常见，病原体如镰刀菌、波氏足肿菌、接合菌感染对许多抗真菌药耐药，因此感染这些病菌患者的死亡率很高。重症患者发生真菌感染时后果严重，所以都需要监护治疗。其次，许多年以来一直缺少抗真菌药的体外敏感性测试，所以重症患者的抗真菌治疗常常是经验性治疗而不是依照药敏试验结果。临床真菌药敏试验研究已经发展了 20 多年，目前国家临床试验标准委员会(NCCLS)已经发布关于真菌药敏测试的参考方法。但这些方法都是关于三唑类抗真菌和氟胞嘧啶的，用这些方法和检测结果来检测两性霉素 B 的敏感性是否可行仍然是个问题。尽管体外敏感性测试和实验模型已经使我们对抗真菌药的使用更加合理，但这些方法仍然在不断改选。临床上不能仅仅依赖这些结果去指导治疗，根据本地区或本单位的念珠菌及其药物敏感的流行病学资料是重要的依据之一。

第四节　ICU 中西医结合治疗热点

【概述】

中西医结合是将传统的中医中药知识和方法与西医西药的知识和方法结合起来，在提高临床疗效的基础上，阐明机制进而获得新的医学认识的一种途径。中西医结合是中西医学的交叉领域。中西医结合大体经历了以下 3 个阶段：①20 世纪 50 年代的临床试验性描述阶段。主要以西医诊断，中医治疗或联合用药，按西医指标观察疗效。②20 世纪 60～70 年代开始的临床研究与实验研究相结合阶段。在临床上主要采用辨证分型的方式分析疾病，并开展实验研究，已经出现一批如针刺麻醉、中西医结合治疗骨折和治疗急腹症等方面的研究成果。③20 世纪 80 年代以后的机制探讨和理论创新阶段。初步运用动物模型和实验研究观察手段，把病证和经络的研究推到一个更为深入的层次。

【病理机制】

1. 在疾病诊治中进行结合　包括诊断上的病证结合，在治疗时综合协调，在理论上相互为用。病证结合就是运用西医诊断方法确定病名，同时进行中医辨证，作出分型和分期。从两种不同的医学角度审视疾病，以此指导治疗。综合协调是指在治疗的不同环节按中西医各自的理论优选各自的疗法，不是简单的中药加西药，而是有机配合、互相这样往往能获得更高的疗效。理论上相互为用是根据不同需要，或侧重以中医理论指导治疗，或侧重以西医理论指导治疗，或按中西医结合后形成的新理论指导治疗。

2. 通过对中西医诊断方法的研究进行结合　主要是用西医学和现代科学方法研究中医四诊，或创造新的诊法。开展最多的是经络诊法和脉诊、舌诊。经络诊法是把中医学关于经络检查所见和西医诊断联系起来，通过相关性研究，创立耳穴诊病法和经络检查法。通过各种脉象仪、舌象仪；把医师诊脉时的指下感觉用图像、曲线、数字等客观指标表出来，把各种舌诊所见舌苔、舌质的变化通过病理形态学；细胞学、生物化学、血液流变学及光学等方法客观地反映出来。另外，对脉象及舌象进行中医相关对照和从病理生理学、生物化学、微生物学、免疫学；血流动力学等多方面进行原因和机制探讨。这项研究有利于中医四诊实现仪器化、客观化和规范化。

3. 通过对中医治法治则的研究进行结合　主要集中于对活血化瘀、清热解毒、通里攻下、补气养血、扶正固(培)本等治则的研究。方法是在肯定疗效的基础上，摸清用药规律，筛选方药，进而对适用该治则的有关方药进行药理作用、成分、配伍机制的实验研究，再将所取得的认识放到临床实践中验证。

4. 通过对中医基础理论的研究进行结合　中医学基础理论内容十分丰富，有些与西医学理论完全不同，以往曾开展对阴阳学说、脏象学说、气血学说及有关"证"的研究等，主要是从西医角度去探索。其方法是先以临床为据确立研究对象的特征，然后通过建立中医理论的动物模型或动物疾病模型以寻找中西医理论上的结合点。

5. 通过对方剂药物的研究进行结合包括用西医和方法，对传统方剂的作用加以说明。其特点是医药结合，临床与实验结合，单味药物研究与复方研究相结合。

6. 通过对针灸及经络研究进行结合大致有以下5个方面：

(1) 把针灸应用于西医临床各科、所治疾病已达300余种。

(2) 传统针刺技术与西医理论和方法结合，创立头皮针、耳针疗法种电针、激光针疗法、穴位注射方法等。

(3) 用生理学、生理化学、微生物学及免疫学方法研究针灸对，人体各系统的作用机制，为针灸提供现代科学依据。

(4) 通过对针刺麻醉的临床应用和对针刺镇痛原理研究进行结合。

(5) 在肯定经络现象、总结循经感传规律的基础上，融汇中西医理论，以现代实验方法与科学抽象方法相结合，探索经络机制。利用现代科学技术和实验方法研究经络及针灸作用原理的一门新学科实验针灸学，已经在中西医结合的过程中逐步形成。

【临床治疗共识】

20世纪50年代以后，中西医结合工作；不仅在临床医疗和预防保健等方面广泛开展，而且涌现出一批优秀的研究成果。在临床中，用中西医结合诊治常见病、多发病、难治病已较普遍。大量事实说明，用中西医结合治疗某些疾病有明显的疗效。例如，治疗心脑血管病、再生障碍性贫血、月经不调、病毒性肺炎、肛肠病、骨折、中小面积烧伤、血栓闭塞性脉管炎、硬皮病、红斑狼疮等疗效显著。在治疗某些急腹症时，已经改变传统的治疗原则，成为一种有中国特点的新疗法，不仅提高了治愈率，而且可使一部分患者免除手术治疗，减少了并发症及不良反应；治疗内科急症，如呼吸窘迫综合征、急性心肌梗死、休克、急性弥散性血管内凝血等也有较好的疗效。治疗骨折，形成一种新的复位固定方法，可以缩短骨折固定和功能恢复的时间，保持较好的关节功能。20世纪80年代以后，中西医结合突破了统一论，把中西医结合作为一种创新，在中；西医各自向前发展的前提下，使中西医结合工作获得新的发展。内毒素血症病因虽较繁杂，但用中医学理论概而言之，即热毒内盛、瘀血阻滞、气阴两虚。内毒素血症由内毒素引发，与中医学的"温毒"、"热毒"相符，温病卫、气、营、血阶段中均存在内毒素血症。临床和动物实验中证实，"热毒证"发生时血中内毒素水平明显升高，热毒内盛是内毒素血症的基本病机。热毒致病乃因湿热疫毒入侵人体阻遏气机，气滞血瘀，瘀久化热；热毒炽盛，犯及气血，致瘀致热，外窜经络，内伤脏腑，表里三焦俱病。中医药对内毒素导致机体损伤的保护作用，主要表现在 4 个方面：对体内内毒素的清除作用；对内毒素及其透发的细胞因子或炎性因子的拮抗中和抑制作用；改善微循环和血液流变学作用；对脏器细胞的保护作用。内毒素血症治疗的重点是通里攻下、清热解毒、活血化瘀、扶正固本毒热证（严重感染）可用清热解毒法；瘀血证（凝血功能障碍，DIC 等）可用活血化瘀法；急性虚证（多脏器功能衰竭）可用扶正固本法。

（1）通里攻下法：是荡涤肠胃、攻实祛瘀、泻热逐邪的一种治疗方法。当代医学研究发现，通里攻下法治疗实验动物及患者内毒素血症，其血中 TNF-α，IL-1、IL-6，血浆中内毒素及外周血急性期蛋白含量明显下降，故通里攻下法对 MODS 的防治有一定的临床疗效。

（2）清热解毒法：可降低体内内毒素、炎性介质和细胞因子水平，可使内毒素血症明显减轻，具有改善微循环，降低全血黏度，血浆黏度，阻止纤维蛋白原及血小板聚集及血栓形成的作用，对内毒素血症引起的脓毒性休克、微循环血栓形成、组织低灌注、DIC 等病理生理过程有治疗作用。

（3）扶正固本法："扶正"是指减轻内毒素对机体的损伤，抑制氧自出基的产生，保护和改善脏器功能。"祛邪"是指增强网状内皮吞噬系统的吞噬能力，扶正固本法主要通过激活网状内皮吞噬系统，提高机体对致死性内毒素的吞噬、降解和清除能力，增强机体免疫吞噬功，来提高对内毒素的清除能力，可阻止超氧化物歧化酶活力的下降，从而增强对过量的氧自由基的清除能力。

【展望】

依内毒素血症热毒内蕴、血瘀内阻、正虚邪实的病理机制，采用具有"通腑攻下、清热解毒、活血化瘀、扶正固本"功效的复方中药制剂治疗内毒素血症疗效确实；中药复方制剂的使用进一步体现了中医药多途径、多环节、多靶点发挥作用和整体疗效好的特点，有效地促进了内毒素的排出，直接破坏内毒素、改善微循环、抗类、抗自由基、保护全身脏器，从而对内毒素血症及其引起的休克、多器官功能衰竭等并发症取得了良好的治疗效果。目前西医在治疗内毒素血症方面少有确切临床效果，在感染性疾病增加的今天，继续深入研究复方中成药制剂治疗内毒素血症有其重要的意义。

第五节　ICU 血液净化治疗热点

【概述】

连续性血液净化（CBP）这一名词由连续性肾替代治疗（CRRT）演化而来。CRRT 是近十余年获得较大发展的一门新的血液净化技术，是指缓慢、连续清除水和溶质的治疗方式，1995 年，首届国际性 CRRT 学术会议上，CRRT 被正式定义为，所有能够连续性清除溶质，并对脏器功能起支持作用的血液净化技术。根据临床需要，CRRT 具有多种模式，如连续性动静脉血液滤过（CAVH）、动静脉缓慢连续超滤（SCUF）、连续性静静脉血液透析滤过（CVVHDF）、连续性静静脉血液透析（CVVHD）等。CRRT 整个疗法的核心在于净化（清除）作用和连续性的技术操作，因此国内学术界于 2000 年首次将 CRRT 技术更名为"连续性血液净化（CBP）"。作为一种"体外循环治疗技术"，近年来 CBP 机制已远远超出人们所熟悉的超滤、脱水、清除和补充置换液等范畴，对机体内稳态调整尤其是对免疫细胞功能的调节作用使得 CBP 在系统性炎症反应综合征(SIRS)和多脏器功能障碍综合征(MODS)的救治中发挥了独特的优势；CBP 治疗已经成为 SIRS 和 MODS 等危重症治疗的主要措施之一。

【SIBS/MODS 病理机制】

在危重症患者，特别在 SIRS 时，大量的炎症介质释放，常见的有肿瘤坏死因子(TNF)、白细胞介素-6(IL-6)、白细胞介素-8(IL-8)、白细胞介素-10(IL-10)、血小板活化因子(PAF)、补体成分等。1996 年提出的"免疫失调"理论，解释了这些因子是如何协同作用以克服外来侵袭，但在某些情况下又导致了 SIRS 和 MODS，甚至患者的死亡。

1. 局部反应　感染、创伤、严重烧伤或急性重症胰腺炎，迅速导致体内各种前炎症介质如细胞因子、花生四烯酸类、PAF 等释放。为确保前炎症介质不对机体产生破坏作用，机体很快发动抗炎症反应；产生代偿性因子如 IL-4、IL-10、IL-11、sTNFR 和 IL-1raF 等。目前已知抗炎症介质能改变单核细胞功能，影响抗原提呈细胞活性，减少前炎症介质的产生。局部产生的前炎症介质和抗炎症介质浓度比循环中的浓度高很多倍。

2. 全身反应启动　随着诱因严重程度增加，循环中开始出现大量前炎症介质和抗炎症介质。此时仍是机体对感染或炎症的正常反应，但炎症局部的介质已不能控制局面。前炎症介质可促进中性粒细胞、淋巴细胞、血小板和凝血因子向创伤部位移动，最终将刺激代偿性全身性抗炎症反应，以及调节炎症反应。通常，此时临床症状和表现轻微，少有器官功能障碍。

3. 全身反应加重　初始阶段前炎症介质释放过量，代偿性抗炎症反应不能对抗；或者前炎症介质释放并不多，但抗炎症介质释放太少；或者尽管在初始阶段两者是平衡的，但最终失去平衡，未能修复最初的诱因。这三方面原因均会导致炎症失控，使病情进一步加重。多数患者最初表现为前炎症反应(SIRS)，其病理生理机制复杂，包括内皮细胞功能障碍、血管通透性增加、血小板瘀滞、微循环障碍、血液分布异常等，最终将导致严重休克，如不能迅速恢复内稳态，将发生器官功能障碍，甚至功能衰竭。

4. 免疫抑制过度　如果感染持续存在或失去控制，大多数患者将死于休克；少数存活者，抗炎机制可能控制了炎症，但部分患者代偿性抗炎机制过度反而导致免疫抑制，也称免疫麻痹或代偿性抗炎症反应综合征(CARS)，此时患有对感染的易感性增加。免疫抑制的原因是多方面的，单核细胞数增加但功能失常，如 HLA-DR 和 HLA-DQ 抗原的表达持续减少，IL-10 通过抑制 MHC Ⅱ类抗原的表达而抑制抗原提呈性 T 淋巴细胞的增殖。应激反应引起内源性糖皮质激素和儿茶酚胺释放，或使用外源性儿茶酚胺物质，如血管活性药物和正性肌力药物，可进一步改变 T 淋巴细胞和 B 淋巴细胞活性。

5. 免疫失调 MODS 最终阶段病理生理的实质是免疫失调，其表现多种多样。有些患者是炎症反应持续过度的结果，器官功能衰竭与炎症的发展是不可分的；也有些患者的死亡与免疫抑制直接相关，研究发现 HLA-DR 抗原表达＜30%持续 2～4 日者，死亡率高达 85%。只要机体能恢复原来的平衡，免疫失调患者的器官功能也可能再恢复，否则必将发生器官功能衰竭。因此要避免患者死亡，能精确地调节促炎和抗炎反应，直到恢复内稳态。发生免疫失调的原因可能有两方面：一是某些患者初始损伤已极为严重，足以迅速导致 MODS；另一种可能是患者存在免疫功能抑制的各种基础疾病和因素，可导致细胞因子水平异常，细胞合成促炎和抗炎因子的能力受到原有疾病及内环境影响。

因此，严重感染、创伤等危重症在不同疾病阶段的免疫功能所处的状态不同。早期可能以高炎症状态（SISR）为主，而疾病的后期则更多地表现为抗炎因子过多或免疫细胞无反应，免疫内稳机制被完全打破。

【临床治疗共识】

SIRS/MODS 的临床治疗策略包括早期充分复苏、处理原发病灶、合理的抗感染治疗及营养代谢支持等，近年来提出了免疫性治疗、应用一氧化氮（NO）合成酶抑制剂等新的治疗方向。尽管对于炎症介质和抗炎症介质网络的认识在不断加深，但目前的治疗还远远谈不上调节或控制 SIBS 和 MODS。由于 MODS 是 STRS 进行性加重的最终结果，当促炎反应与优势时表现为 SIBS，而抗炎反应占优势时则表现为 CARS，此时免疫系统受抑制而导致顽固的感染。因此，治疗 MODS 的关键是及早发现二者的失衡，调整机体炎症反应，抑制激活的炎症细胞，从不同水平阻断其过度释放的炎性介质，调整 SIRS 与 CARS 的失衡状态。已有水量 CBP 治疗 SIRS/MODS 的临床研究表明，CBP 可通过调节免疫内稳态和保护细胞功能，从而对 SIRS/MODS 脏器功能保护和预后改善起到积极的作用。

1. CBP 调节免疫功能　危重症患者普遍存在免疫内环境的紊乱，近来的研究表明 CBP 在协助重症患者重建免疫内稳状态起到一定作用。在危重症患者，特别在脓毒症和 STBS 时，大量的炎症介质释放，许多文献证实 CBP 可通过吸附、对流、弥散等方式非选择性地清除促炎介质和抗炎介质。而 Ronco 等更提出了“峰值浓度假说”（peak concentration hypothesis）。认为 SIRS 是全身性的恶性炎症反应状态，CBP 治疗可降低所有可溶性促炎及抗炎介质的浓度到一定水平，修复受损的免疫功能，从而阻断了脓毒症病程的进程，达到一个免疫的稳态。炎症介质的清除效果受介质本身及 CBP 的方式影响，一些分子量较大的细胞因子则可能；要通过吸附等方式来清除。

2. CBP 的细胞保护作用　在 CBP 治疗后，免疫细胞数量得到改善。有研究表明 CBP 治疗后 SIBS 组的单核细胞数明显上升，HLA－DR 表达显著增加；脓毒症组虽不如 SIBS 组，但其单核细胞数也有上升，单核细胞分泌抑制状态有所好转，证明 CBP 能改善患者单核细胞功能。

【救治难点与争议】

1. CBP 在危重症的治疗时机　在危重症救治中何时行 CBP，治疗迄今为止仍有争议。常规的理念认为患者出现尿毒症症状或水电解质紊乱时才开始 CBP 治疗。但 ICU 危重患者病情变化非常迅速，因此把握好 CBP 的介入时机非常重要。越来越多的资料证实早期开始 CBP 治疗有助于改善患者的预后。然而，在实际应用中由于危重患者病情变化迅速，每例患者都有其特异性，难以有精确的判断值，而早期 CBP 治疗也可能使部分患者风险增加。至今没有合适的大型随机对照试验来指导临床医师什么样的情况才算早期，哪些临床症状或者生化指标可以决定早期的 CBP 治疗。有研究认为 APACHEⅡ评分 15～25 分是 GBP 治疗 MODS 患者的最佳时机。

2. CBP 治疗模式的个体化应用　目前已有多种 CBP 治疗模式供临床医师选择，对于不同的危重患者，CBP 的可能益处也不尽相同，因此临床应用时应强调个体化；才能最有效发挥 CBP 的特殊作用。例如：对于重症胰腺炎，可能是炎症因子的清除，而在心力衰竭患者则为液体的清除，不同的患者需要选择不同的剂量及模式。

第六节 ICU免疫调理治疗热点

【概述】

全身炎症反应综合征（system inflammatory response syndrome，SIRS）和脓毒症（sepsis）是ICU患者的主要死亡原因之一。SIRS的特点是宿主对感染和非感染因素产生不可控制的过度反应。一个重要变化是累及宿主的免疫系统、释放一些重要的体液因子和炎症介质，对血管张力和渗透性产生影响，引起微循环障碍，最后导致休克和多器官功能障碍综合征（MODS）。

近来有证据表明，与炎症反应相平行的是机体产生一种抗炎症反应，释放各种免疫抑制介质。如果促炎症（proin-flammatory）介质和抗炎症（anti-inflammatory）介质不平衡，则或产生不可控制的SIRS或者发生代偿性抗炎症反应综合征（CARS）。也有人认为危重患者免疫状态可能是两二者共存，即混合拮抗物反应综合征（mixt antagonist response syndrome，MARS）。SIRS和CARS都处于极期，都可引起致命性并发症。如果这一理论能被证明是正确的，则免疫调理治疗将可能让许多危重患者受益。总的来说，ICU患者的免疫调理治疗就是针对SIRS、脓毒症和MODS免疫功能紊乱，应用一些具有免疫调节功能的药物或技术，以增强机体抗感染能力和减轻免疫反应损害。

【病理机制】

感染（内毒素、外毒素、革兰阳性细菌壁成分、病毒和真菌）和非感染（细胞残核、补体活化产物、免疫复合物、输血、创伤）因素刺激宿主免疫系统产生全身炎症反应综合征。革兰阴性细菌的LPS或与细胞膜上CD14受体结合，使单核细胞和巨噬细胞活化，也可以直接与可溶性CD14结合形成复合物，再与内皮，上皮细胞及平滑肌细胞相互作用。革兰阳性细菌如何活化单核细胞还不完全清楚，可能存在CD14依赖和非依赖机制。活化的单核细胞和巨噬细胞释放大量的TNF-α是脓毒症中的主要介质。单核细胞/巨噬细胞还产生其他促炎症介质如IL-1、IL-6、Eicosanoids（十烷类）、反应性氧簇（BOS）、血小板活化因子（PAF）、一氧化氮（NO）等。细菌胞壁产物与活化的补体和凝血瀑布反应损伤内皮表面，同时黏附分子表达增加，多形核粒细胞通过与黏附分子反应而活化并通过内皮黏附与迁徙，以及中性粒细胞包括IgM，IgG和IgA治疗脓毒性休克的初步研究表明其可明显降低死亡率。最近其他的抗内毒素策略还包括用杀菌/通透性增加蛋白（BPI）中和LPS，BPI是一种与内毒素有高度亲和力的蛋白。BPI对于啮齿动物的Ecoli脓毒症和儿童的脑膜炎双球菌脓毒症是有效的。另外，多黏菌素B是一种阳离子抗生素，它可以通过与脂质A结合使LPS灭活。用多黏菌素B的初步研究结果表明，它可以减少脓毒性休克患者内毒素水平，增加心脏收缩期的动脉血压。动物实验是在内毒素血症发生前或刚发生后进行治疗，因此与动物实验相比，用抗内毒素疗法治疗患者的可行性较差。在许多病例中，当诊断了脓毒症并且考虑用抗内毒素方法治疗时，此时高炎症反应状态就已经存在了。目前还没有完全明确抗肉毒素治疗是针对最初的革兰阴性菌还是在于干扰由于细菌易位引起的菌血症或内毒素血症，而后者可能是抗内毒素治疗的重点。

2. 抗细胞因子疗法

(1) 抗 TNF-α 治疗：脓毒症患者 TNF-α 的水平与脓毒症的严重程度和预后相关，尽管循环中没有 TNF-α 并不代表局部不产生 TNF-α。中和 TNF-α 活性的主要方法是单克隆抗体和可溶性 TNF 受体结构(包括免疫黏附因子)。

(2) IL-受体拮抗药(IL-1ra)IL-1ra 是 IL-1 抑制药，可以竞争地结合 IL 受体。lL-1ra 可减少脓毒症动物模型致炎细胞因子的产生，降低死亡率。

除了高度特异的免疫调节药物(如单克隆抗体)阻断促炎介质，如 PAF、前列腺素、NO 合成或生物效应的药物也用在了动物实验和临床研究。尽管这些药物在动物实验中取得了令人鼓舞的结果，但这些药物对严重脓毒症患者的预后却没有明显作用。

临床脓毒症试验得到的这些令人失望的结果可以被观察到的现象所解释。宿主的免疫系统在与微生物接触后不久就由过度的炎症反应转变为进行性的免疫麻痹。/单核细胞和巨噬细胞功能明显受到抑制，这使致炎细胞因子的合成和释放减少。另外，刺激免疫的淋巴因子如 IFN-γ 也减少，这干扰了巨噬细胞与 T 细胞之间的相互作用。免疫系统的这些改变可能就是临床上称之为 CARS 的那种状态。因此，免疫功能低下的患者可能会受益于刺激免疫的药物，而不是抑制炎症反应的药物。

3. 免疫刺激药

(1) 干扰素-γ：干扰素-γ 主要是由抗原致敏的 T 细胞分泌，是作用最广泛的防御性细胞因子之一。干扰素-γ 可以增加其他粒细胞如中性粒细胞和非专门性的吞噬细胞的抗菌作用。此外，干扰素-γ 是单核细胞重要的活化剂，它主要通过上调人类白细胞抗原(HLA)-DR 和共刺激分子从而使免疫细胞增加由于内毒素诱导的致炎细胞因子的产生。然而，还需要进一步的大规模试验来证明干扰素-γ 在严重脓毒症和免疫麻痹患者中的治疗作用。应该强调的是在高炎症状态下使用干扰素－γ 可以使炎症反应进一步恶化，增加死亡率。

(2) 粒细胞集落刺激因子(G-CSF)：G-CSF 是一种造血生长激素，它在中性粒细胞的增殖、成熟和功能活化方面起重要作用。G-CSF 增加了术后患者和创伤后患者白细胞数，上调了中性粒细胞功能，可能有益于清除病原体。但其临床疗效还有待考证。

4. 调节细胞凋亡　正常情况下，凋亡是一种连续的生理学过程，用于消除衰老细胞。半胱天冬酶被认为是凋亡最主要的细胞内发起者和执行者。它们破坏生存通路和诱导不可逆的细胞内重要成分的蛋白降解，如死亡底物。在静息细胞中，半胱天冬酶以未活化的酶原形式存在。半胱天冬酶系统的活化并不一定引起凋亡，因为半胱天冬酶的活化也参与了其他生物学过程，如 T 细胞增殖、分化及炎症，有研究表明，使用半胱天冬酶- 3 抑制剂可减少盲肠穿刺结扎(CLP)诱导的多种微生物引起的啮齿类动物脓毒症模型的死亡率。与淋巴细胞凋亡增加相似，内毒素可致实质组织如肝组织、肾组织凋亡增加，在这些模型中，给予半胱天冬酶抑制剂治疗有效，从而表明这类药物的潜在治疗作用。尽管目前推荐采用抗凋亡的治疗方法还不成熟，但进一步研究十分必要。在临床应用前还需要解决一些问题，如何成功作用于适当的信号通路和特异的细胞群。

5. 信号通路的调节　多种细胞信号通路都是通过细胞内蛋白激酶传递信息，在这些激酶当中对细胞分裂素(丝裂原)活化蛋白激酶(MAPK)的研究更深入。根据它们活化的通路，MAPK 家族被再分为三组：细胞外信号调节激酶(ERK)，c-Jun 氨基末端激酶

(JNK)和 p38 激酶。ERK 激酶主要被不同的生长因子(如血小板来源的生长因子)活化;而 JNK 激酶和 p38 激酶都可以被炎性刺激物所活化。p38 激酶家族包括四个成员,它们的组织分布、对激酶活性的调节及其下游底物的磷酸化不同、作为对 LPS 刺激的反应,p38 激酶在不同类型细胞中均可上调致炎细胞因子 mRNA 的表达,而特异的抑制 T 细胞中 p38 激酶可减少 IFN-γ 和 TNF-α 的产生。以上述研究结果为基础,就可以提出一种通过抑制 p38 激酶治疗 SIRS 和脓毒症的治疗方法。这种潜在的方法在内毒素血症的鼠类模型中进行了验证,发现抑制 p38 激酶不仅降低了 TNF-α 的水平,也降低了死亡率。炎症时其他信号通路中被活化的酶如磷酸肌醇- 3 激酶(PI-3K)、蛋白酪氨酸激酶(PKT)及转录因子 NF-κB 似乎也与凋亡的调节、细胞因子的产生以及后续的基因转录有关。已证明抑制这些信号通路中的酶或转录因子可提高脓毒症动物模型的生存率。总之,目的在于抑制信号通路或 NF-κB 活化的治疗性干预可能有益于降低炎症反应,减少中性粒细胞存活时间。

6. 基因治疗　基因治疗是治疗急、慢性炎性疾病的种新的治疗方式。是一种使目的蛋白在个别组织中表达的有效工具。通过修饰载体和启动子系统就可以实现组织特异性的高表达,凭借高度的组织特异性实现其治疗作用。基因治疗的优点之一就是持续表达这种基因和蛋白。这就意味着仅应用一种或几种基因疗法就可产生有效的蛋白水平,疗效可能持续几天到几个月。由于基因治疗有许多潜在的治疗靶点,载体研制的进步将使基因治疗作为治疗急性炎性疾病的一种潜在工具更加引人注目,使基因治疗成为一种很有希望的治疗方法。目前的问题是什么样的患者会受益于基因治疗?这还是一个没能回答的问题。

7. 其他免疫治疗方法

(1) 持续血液净化(continuous blood purification, CBP):CBP 能改善严重脓毒症患者细胞免疫功能紊乱,对 T 淋巴细胞亚群具有双向调节功能,从而维持 T 淋巴细胞亚群间的平衡。其机制尚不清楚,可能有:①通过滤过和吸附的机制,清除血浆中存在的可溶性炎性介质,减轻炎症介质对免疫细胞功能的直接抑制;②减轻淋巴细胞异常凋亡;③抑制炎症系统与凝血系统的相互作用,阻断炎症级联;④清除血液中存在的除炎症介质以外的其他毒性物质及某些致病因子;⑤改善脓毒症患者内环境紊乱,改善组织氧合和心肺功能,重建机体免疫系统内稳状态等。

目前临床对血液净化的最佳时机、应用时限和治疗剂量尚无明确标准,炎性介质的代谢动力学尚不十分清楚,高通量透析是否真的具有优势仍缺乏循证医学证据,临床上有关血液滤过诸多益处的报道,都是非对照及回顾性的,相关研究结果和结论也存在差异。另外,对不同生物膜效能、价值及不良反应的评估,最佳联合方式的选择也无公认的结论,有待进一步研究。

(2) 营养免疫:研究表明,营养支持可以改变疾病的治疗效果,不仅仅是由于纠正和预防了营养不良,更重要的可能是通过其中某些特异性营养物质的药理学作用达到了治疗目的。这些营养物质不仅能防治营养缺乏,而且能以特定方式刺激免疫细胞,增强免疫功能,减轻有害的或过度的炎症反应。这一新概念最初被称之为营养药理学,近年来称之为免疫营养(immunonutrition)。这种将营养支持与全身炎性反应综合征及由此所致的多器官功能不全的防治有机地结合,已成为危重患者的重要治疗方法之一,也是合理营养支持的基础与临床研究的热点。

研究证实 ω-6 能促进促炎因子如 IL-6 和 TNF 释放，ω-3 则相反，能减少 IL-10 和 TNF 释放，具有改善机体氮平衡，增强免疫功能，减少内毒素移位等作用。因此，危重患者适当应用 ω-3 脂肪酸以维持两者正常比例关系，对调节促炎和抗炎介质平衡、减轻应激个体过度炎症反应，避免重要脏器受到促炎介质打击有一定临床意义。

Gln 虽为体内最丰富的游离氨基酸，但应激时却是条件必需氨基酸。体内快速增殖的细胞群，如肠黏膜细胞、免疫细胞及成纤维细胞等对其需要量极大，若无适当补充，尤其严重应激时，更易发生 Gln 缺乏。作为一种营养底物，Gln 参与肠上皮细胞的修复，对维护肠屏障功能、防止肠道细菌和毒素移位，减少肠源性感染起重要作用；同时 Gln 可被体内免疫组织所利用，对维护机体正常免疫应答起重要的作用。

危重患者因禁食、使用制酸药及抗生素等诸多因素，可破坏肠道内微生态稳定性，由此引起的肠道菌群失调已成为细菌移位及肠源性感染的最主要原因。近来有学者提出"生态营养"的概念，即在传统肠内营养的基础上补充肠道有益菌群，如乳酸杆菌利用肠道内有益菌群的生物拮抗作用减少致病菌的过度生长，同时提高肠道细菌的酵解效能以改善肠道内环境，最终达到维护肠道微生态及肠道功能、改善机体营养状态及抗病力、减少危重患者感染率的目的。

【救治难点与争议】

正常情况下，机体免疫系统保持着高效和平衡，但是严重创伤、大手术或心肌梗死等可导致暂时性器官功能障碍甚至衰竭，与其他器官衰竭一样，危重患者出现免疫功能紊乱对 ICU 患者的生存产生极其有害的影响。得益于监护仪器对重要生命器官的功能动态监测，生命体征异常能被及时发现，患者经过积极处理得以生存，得益于器官功能支持技术的发展，器官功能障碍或衰竭时，可对心、肺、肝、肾等进行人工支持治疗。然而，尽管免疫功能紊乱在脓毒症和多器官功能障碍综合征（MODS）损害中占有重要的地位，但却不易为人们所认知。

正是没有明确危重病患者的免疫和炎症状态，近年来使用抗炎、抗内毒素、抗细胞因子等方法在临床上元法达到预期的目标。缺乏简便、有效的检测手段对机体免疫状况进行监测是难以进行有效免疫调理治疗的重要原因。而作为判断免疫状态的实验室检查指标，不同实验室有不同的标准，不同实验室得出的结果也难以进行比较。因此有必要把改进标准化作为当前工作的重要任务，特别是 HLA-DR、CD14 及 TNF-α 等检测的标准化问题。

理想的情况是，对处于过度炎症反应状态（如血小板计数减少、凝血因子消耗、分解代谢过度和心肌抑制）的患者进行特异性的免疫抑制治疗，对处于免疫麻痹状态（如低温、白细胞计数下降）的患者进行特异性的免疫刺激治疗。目前在还不能准确判定患者的免疫状态的现实条件下，一些非特异性免疫调节治疗方式，如血液净化、营养免疫及生态免疫等，具有十分重要的研究和应用价值。

【展望】

相信随着现代生物学技术的不断进步，探测基因序列和基因表达的新技术允许我们在分子水平上更好的理解脓毒症和器官功能不全的病理生理变化，同时不断完善机体免疫状态监测方法，从而准确判别危重患者免疫功能状态，明确免疫功能是否受损及其程度对严重创伤、烧伤、感染等高危患者进行有目的地预防，对出现的免疫障碍进行针对性和有效性的干预，将有助于提高危重患者的救治水平，造福社会。

第七节 ICU改善胃肠功能热点

【概述】

消化道在人体正常的生命活动中有重要作用，它既是摄取、消化与吸收营养物质的器官，又是防御外来刺激侵害的重要屏障，所以它的主要功能是营养和防御。这些功能是在漫长的进化过程中不断完善起来的在神经内分泌的统一协调下，消化道在维持机体内外环境的平衡，防止某些疾病的发生上起着重要作用。另一方面，消化道在各种致病因子的作用下，常能迅速反应，产生明显形态和功能异常，主要表现为消化道运动、消化、吸收、分泌和屏障功能障碍，尤其肠黏膜屏障破坏，肠道内毒素和细菌侵入系统循环，即肠源性感染。经久不愈的胃肠黏膜损伤可致胃肠道内细菌和内毒素不断侵入体内组织器官，引起全身白细胞系统，尤其单核巨噬细胞系统持续激活，释放大量细胞因子和炎症介质，导致全身炎症反应失控，最终发展为多器官功能障碍综合征(MODS)。

【病理机制】

1. 组织氧输送和氧消耗遵循 Pfluger 定律，即在氧输送临界点以上，组织氧耗量保持相对恒定，在临界点以下，组织氧耗量随氧输送量降低而降低，胃肠道亦遵循此原则。当线粒体内氧浓度低于 0.13 kPa 时，氧量开始下降，高能磷酸键合成减少，最后导致细胞形态和功能改变。

2. 生理情况下小肠是谷氨酰胺的主要利用者，外科应激情况下，摄取量大大增加。谷氨酰胺主要有两大功能：作为能源提供小肠 40%的能量；为肝鸟氨酸循环和糖原合成提供氮源和碳源。正常情况下人们从饮食中摄取谷氨酰胺，另外肝和肠道细菌也能合成部分谷氨酰胺，但是病理情况下由于麻醉或肠功能紊乱，胃肠道常不能耐受正常饮食，常规的静脉营养中又缺乏谷氨酰胺，体内缺乏合成谷氨酰胺底物时，导致体内谷氨酰胺耗竭，肠黏膜营养障碍，出现结构和功能改变。

3. 生理情况下组织细胞常受到小剂量氧自由基侵袭，但组织本身有一套完备的自由基清除体系，包括过氧化物歧化酶(SOD)、谷胱苷肽还原酶、过氧化氢酶及维生素 C、维生素 E 等，故组织本身不会出现自由基所致损伤。当氧自由基产生量超出人体清除能力，则可引起肠黏膜损伤。

【临床治疗共识】

1. 改善肠黏膜血流量，提高氧输送　组织氧输送量与组织灌流量、动脉血氧含量及氧容量有关，调整后三者关系是提高组织氧输送关键。

(1) 提高组织血流量：严重创伤休克时，不能片面考虑血压，一味使用血管收缩药，而应重视扩容和应用血管扩张药，改善微循环，增加组织灌流量。Morris 等在烧伤动物模型上，应用硝普钠扩张肠系膜血管，维持足够的组织血流量，能抑制细菌移居发生。研究表明，多巴胺对内毒素性休克大鼠胃肠道有一定的保护作用，能改善内毒素对胃和小肠电活动的抑制效应。

(2) 提高动脉血氧含量：大多数危重患者有肺功能不全、低血症，应进行合理氧疗。

如有必要，应尽早建立人工气道，应用机械通气，出现 ARDS 时使用 PEEP，维持动脉血氧分压 10.7 kPa 以上。

(3) 提高动脉血氧容量：血红蛋白是氧载体，失血或血液稀释达到一定程度时影响血液载氧能力，故当血红蛋白<10 gd/dl 时，应给予输血。

2. 营养支持　TPN 溶液中加入谷氨酰胺能防止小肠绒毛萎缩，增加肠黏膜氮含量，抑制肠道细菌易位。不仅营养成分对维持胃肠道功能相当重要，而且营养途径亦不容忽视。有资料表明，胃肠营养可促进消化液和酶分泌，促进肠蠕动恢复，有利于肠道菌群平衡。研究表明，早期胃肠营养能改善危重病患者胃肠功能，增强患者抗感染能力，减弱创伤所致的高代谢反应。动物实验亦表明，早期胃肠营养能抑制肠道细菌易位和内毒素吸收。临床上应争取患者尽早恢复胃肠营养，在静脉营养同时应注意补充足够的谷氨酰胺。

肠内营养保护肠黏膜屏障的机制可能与下列因素有关。①肠外营养不能提供足够的维持胃肠结构和功能完整的营养物质，亦即肠黏膜上皮细胞代谢更新和损伤修复需要的一些特殊营养物质，而这些营养素只能靠胃肠营养来提供。②很多学者对肠黏膜"萎缩因子"，包括谷氨酰胺、短链脂肪酸和一些肠道激素进行了研究，结果提示病理情况下上述肠黏膜"萎缩因子"缺乏，导致肠黏膜屏障功能破坏，诱发肠源性感染。③肠道内细菌合成谷氨酰胺、短链脂肪所需的底物需依赖胃肠营养提供。因此早期进行肠内营养有助于胃肠道结构和功能的维持。

3. 自由基清除剂　外源性自由基清除剂对肠黏膜有保护作用。Parks 等发现 SOD、过氧化氢酶及二甲基亚砜(DMSO)能明显改善小肠缺血再灌注模型肠黏膜损伤和微血管通透性。别嘌呤醇及其他嘌呤氧化酶抑制剂对肠黏膜亦有明显保护作用。笔者实验室工作证明，维生素 C 对失血性休克和内毒素所致肠道细菌易位有明显抑制作用，维生素 C、维生素 E 和还原型谷胱甘肽等在危重患者应予常规应用。

【救治难点与争议】

1. "细胞保护剂"的治疗作用

(1) 大黄：大黄素有"将军"之称，其治疗之广，疗效之速为历代医家所推崇备至，具有理下瘀血、破癥瘕结聚、荡涤胃肠、推陈之新之卓越功效。笔者自 20 世纪 90 年代初应用大黄治疗危重病患者胃肠衰竭，大大改善了危重病患者的预后，目前已有近 600 例临床研究报告。动物实验也证明大黄对肠黏膜屏障有显著保护作用。

其主要药理机制如下：

①解除中毒性肠麻痹，提高危重病患者对胃肠营养的耐受性。

②细胞保护作用，能保护肠黏膜上皮细胞间紧密联结，维持细胞结构的完整。

③维持肠道菌群平衡，阻止某一菌群过度繁殖。

④活血化瘀，改善微循环，增加组织灌流量。

⑤导泻作用，清除肠道内毒素和腐败物质，有利于肠道内微生态环境稳定。

⑥抑制细胞脂质过氧化反应。

⑦抑制肝、肺内炎症反应。

⑧阻断危重病患者脓毒症的胃肠道机制。

另外，尚需注意临床应用大黄要早，剂量要足，维持时间要短，有效即减量。

(2) 前列腺素 E_2(PGE_2):前列腺素的细胞保护作用在消化性溃疡和急性胃黏膜病变中研究较多。维持足够的黏膜血流量是 PGE_2,细胞保护作用的主要机制,PGE_2 还可刺激黏膜基底细胞向表面移动,促进黏膜修复。Scoto 证明,PGE_2 对急性胃黏膜病变有防治作用。Krugliak 用不同浓度外源性 PGE_2,灌流大鼠小肠片断,结果肠黏膜对聚乙烯二醇- 400 和水的通透性明显降低,用 5 mmol/L 阿司匹林(乙酰水杨酸)或吲哚美辛(消炎痛)做灌流液则肠黏膜通透性明显增加,但可被 1 mg/L 的 PGE_2 所抑制。

(3) 其他:碱性成纤维细胞生长因子能促进肠黏膜上皮细胞生长,阻止肠道细菌易位。人重组生长激素对烫伤大鼠肠黏膜屏障有很好的保护作用,能抑制肠道细菌易位和内毒素吸收。

2. 肠道微生态环境保护　胃肠道是人体内最大的菌库,肠道菌群不仅能加工处理肠道内不能为人体消化酶所消化的残余食物(如纤维素),提供机体 30%的热量和营养要素,同时可促进小肠绒毛生长、发育及新生血管形成,而且通过阻止病原微生物在肠道内的定植维持肠道菌群的平衡,保护人体免受病原菌侵袭。病理情况下,广谱抗生素的应用大量杀灭了益生菌,导致肠道菌群的紊乱和二重感染,加重原发病的病理生理过程,严重时可促发 MODS。故应严格限制广谱抗生素的长期应用,同时在抗生素治疗过程中,应注意益生菌的补充。

第八节　ICU 改善微循环治疗热点

【概述】

微循环是全身血液循环的终端网络,是实现机体通过血液循环向组织器官进行氧气和营养物质供给传递信号物质、带走代谢产物的场所。一般定义,微循环由直径在<100 μm的微动脉、微静脉和毛细血管组成,目前临床与试验研究共识性地集中在直径<20 μm 的微血管,而真正进行物质交换的场所则在真毛细血管,直径<10 μm。大量研究证实微循环功能障碍在严重脓毒症和感染性休克的发生机制上起关键性作用,被称为“脓毒症的发动机”微循环功能障碍不仅成为危重病的预后指标,也很可能成为评价治疗措施的指南。多个研究显示,治疗措施如果不能改善危重患者的微循环状况,则患者的预后会很差。

【病理机制】

微循环血流灌注受循环压力。微动脉张力、血液流变状态和毛细血管开放程度的影响。严重脓毒症时,炎症介质释放、内皮细胞损伤、凝血异常、中性粒细胞扣押、微环境代谢及调控异常是微循环功能障碍的基本病理因素,而内皮细胞则是其中的核心,通过一氧化氮的作用负责调控微血管血栓、促纤溶,白细胞黏附、微血管张力,通透性和微血流,所以一氧化氮似乎是其中的关键信号分子。

脓毒症时,在器官区域内,微循环功能障碍可主要表现为功能性毛细血管密度下降,微动脉和微静脉之间的分流增加,氧向组织细胞的弥散距离增加和微循环血流的不均一性增加。上述变化可以在全身血流动力学还没有出现异常的时候就发生,提示微循环功能障碍相对独立于大循环的变化,是其自身微血管异常改变的结果。微循环的“衰竭”会明显破坏氧输送,导致组织缺氧,多脏器功能衰竭也就随之发生。

脓毒症时各主要脏器的微循环改变在时相上也不尽一致。

【临床治疗共识】

1. 改善微循环的时机　通过对抗微循环衰竭而改善组织灌注逐渐被认可为脓毒症复苏治疗的新策略，然而这种策略似乎只在脓毒症复苏早期有治疗效果。有研究显示，以改善微循环灌注指标为目标的复苏治疗在脓毒症早期有效微循环状况会随着大循环血流动力学的改善而改善，到了晚期大循环的改善并不能有效改善微循环，治疗也往往失败，这可能与脓毒症晚期线粒体窘迫综合征起主导作用有关。因此，强调改善微循环应在早期复苏阶段。

2. 改善微循环的药物　脓毒症时，在改善大循环和氧输送的基础上，能改善微循环的药物最有可能通过以下途径起效：①内皮细胞调节剂；②开放低流速微循环单元的血管扩张药；③改善血液流变学，如对抗血小板集聚和微血栓形成。

但是迄今为止，尚无一种药物真正通过临床验证证明能确实改善微循环。

有临床研究显示多巴酚丁胺能通过强心作用改善脓毒症患者舌下黏膜微循环，也有临床和实验研究提示活化蛋白 C 通过抗血栓和促纤溶能改善微循环血流指标。

最初认为一氧化氮在脓毒症中对机体是有害的，因为上调诱导型一氧化氮合成酶（iNOS）并松弛微血管张力会造成低血压。然而，抑制一氧化氮合成酶虽然可以提升血压，但是同时会恶化白细胞黏附、血小板聚集、微血栓形成和毛细血管通透性增加，从而恶化微循环灌注和组织氧输送。一氧化氮在理论上对微循环是有益的，其可能的机制是：调节白细胞与内皮细胞的交互作用；扩张微血管。

有临床研究显示静脉滴注硝酸甘油（一氧化氮供体）能改善被破坏的舌下微循环血流。因为硝酸甘油静脉滴注有可能诱发或加重脓毒症时候的低血压状态，吸入性一氧化氮（NO）就成为一个热门的候选制剂。

【救治难点与争议】

尽管微循环功能障碍在脓毒症的发生发展中起着极其重要的作用，但是如何在临床上评价微循环状态以及由此引发的如何“改善”微循环尚存在很大的不确定性和争议。

难点一：微循环相对独立于大循环，而且在脓毒症和多脏器衰竭的发展过程中，微循环的变化先于大循环的变化，现有的反映系统性氧代谢变化的指标，如乳酸、混合静脉血氧饱和度、氧输送入氧消耗等，无法敏感地反映微循环的变化。

近年来，显微影像技术的进步使得危重患者的床边微循环状况监测成为可能，已进入临床研究的新技术包括活体视频显微镜、毛细血管显微镜、激光多普勒、正交偏振光谱成像技术（OPS）、侧流暗视野成像术（SDF）。在图像识别和分析软件的帮助下，微循环状况的定量监测更为精简和准确。然而，上述器材设备尚未广泛进入临床，对微循环的图像采集缺乏标准，对微循环图像的数据分析还不能得到实时结果。

难点二：在同一病理机制下，各组织脏器的微循环变化也很不一致，有先后和程度上的差别。因此，临床上观察表面组织器官的微循环变化，如甲床、舌下、颊黏膜甚至肠黏膜，未必能代表其他主要脏器的微循环变化。通过 SDF 成像技术研究发现，肝和肾表面的微循环全部由微静脉组成，脓毒症时组织细胞肿胀，部分微静脉受压，微血流减慢或停止，而邻近的肝小叶或肾小单位的微静脉则扩张，血流增加，造成在肝和肾内部血流的重新分布，而整个器官的血流可以没有明显变化。胃肠道系统的微循环则由典型的微动脉、微静脉和毛细血管组成，如舌下黏膜和肠黏膜。此外，脓毒症时不同脏器的微循环改变在时间顺序上也不尽相同。

难点三：以改善微循环为目标的临床复苏治疗尚未取得成功。微循环功能障碍仅仅是脓毒症发展为多脏衰竭的机制之一，线粒体衰竭和细胞凋亡也在脏器功能衰竭的发展中起着关键作用。目前直观观察微循环的技术尚无法反映组织细胞对氧气的利用。

【展望】

在微循环功能监测评价方面，应发展出针对器官微循环的无创性监测技术，并将器官的功能障碍和微循环改变联系起来，在治疗方面，除了祛除病因和维持有效的大循环灌注外，改善微循环应从多靶点综合入手，包括对过度炎症反应的有效控制、维护内皮细胞的完整性和功能、有效的抗凝和纤溶等综合干预措施。以改善微循环为导向的治疗应强调早期不倒为在脓毒症后期，线粒体功能衰竭与脏器功能衰竭的关系更为密切。

附录一:无水乙醇硬膜外注入脊神经毁损术用于晚期癌止痛 68 例

榆林市中医院
张贤军

一、立项的目的、背景及意义

目的:使本地区晚期癌患者住院治疗,建立规范化的晚期癌止痛病房,使患者在无痛舒适环境中接受治疗。

背景:据估计,2011 年全球有 800 万人死于癌症,20%~50%的癌症患者其首发症状为疼痛,75%~90%中晚期癌症患者因化疗手术失败或病情恶化不得不承受慢性疼痛的折磨。我地区晚期癌大多没有得到规范治疗,病人忍受疼痛,拖延时间,直至离世。

意义:成立晚期癌止痛病房,使患者在无痛舒适环境中接受治疗,既可以减轻家庭负担,提高患者的生活质量,又符合国家政策。

二、国内外研究现状、发展趋势

国际疼痛学会创建于 1973 年,至今已有 40 年历史,提议每年 10 月第二周的星期一定为世界疼痛日,而且每年提出一个主题,关注老年人疼痛、关注妇女疼痛关注儿童疼痛、治疗急慢性疼痛、晚期癌止痛病房。卫生部 2007 年第 27 号文件批准在二级医院建立疼痛科,疼痛治疗达到规范化,晚期癌止痛现在开展三阶梯治疗、神经阻滞、射频治疗等,但神经毁损是疼痛科的禁区,需要丰富的临床经验,精细的临床技术,权衡利弊,对并发症术前告知充分,才能达到预想的效果。

三、技术方案的选择和确定

本研究共观察患者 68 例,其中男 42 例,女 26 例,平均 年龄 57(32~81)岁。原发癌病种:肺癌 21 例,乳腺癌 9 例,肝癌 13 例,胃癌 11 例,直肠癌 14 例。所有病例曾行手术、姑息放化疗止痛效果差,预计生存期>2 个月。根据恶性肿瘤原发病灶及疼痛累及的神经节段,确定穿刺部位及注药时体位。常规硬膜外穿刺置管,正中法为宜。注入试验剂量确定无腰麻现象后注入负荷量药液,分次注入无水乙醇 0.5~2 ml,注药后数秒钟即觉烧灼痛或感觉异常,保持注射体位 20~40 分钟,用针刺皮肤法测定无痛区及痛觉减退区,留置硬膜外导管以便反复注射。

四、主要技术内容

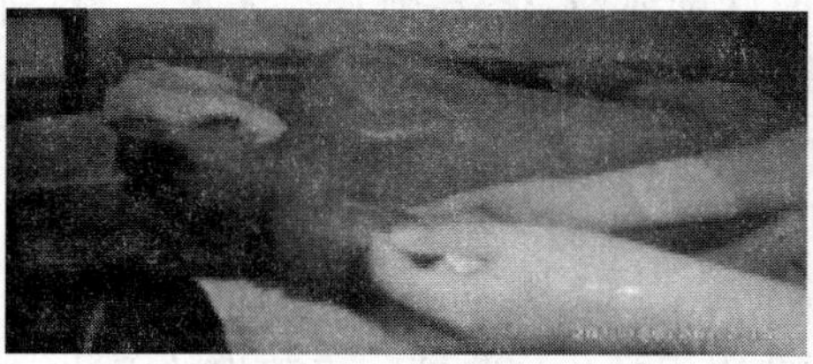

操作方法:选胸 T_3、T_4
胸椎间隙行硬膜外穿刺

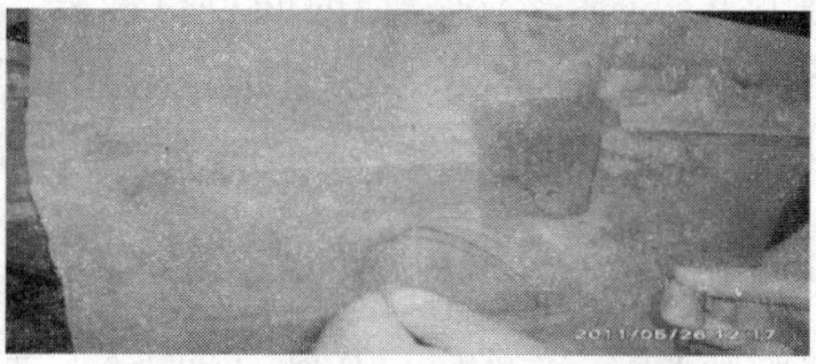

操作方法:硬膜外穿刺,
向内置入导管 4.0 cm

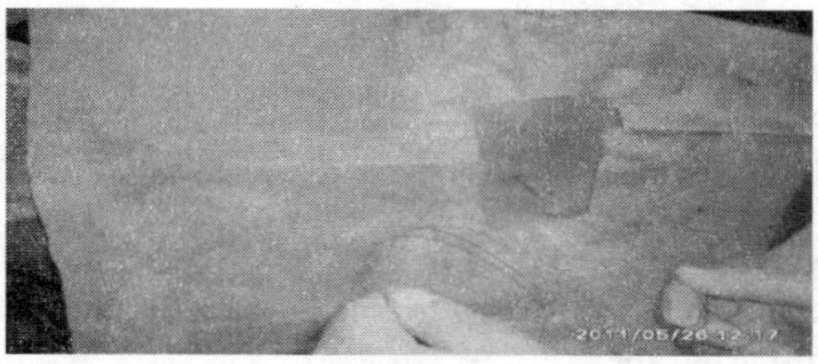

操作方法:用 1.5%利多卡因 5 ml 试验量,追加
1.5%利多卡因 5~10 ml 达到目标平面

五、主要的技术指标

乙醇浓度的确定:

据甘肃省肿瘤医院徐维安通过硬膜外注射不同浓度乙醇对晚期癌止痛浓度及剂量的观察。结果:50%乙醇疗效欠佳,需补充止 痛剂。100%止痛效果确切但不良反应严重。75%乙醇浓度较为适宜,止痛效果、确切,并发症少。我们选用无水乙醇,先用 1%利多卡因确定阻滞平面再注入无水乙醇,浓度稀释也在75%左右。

乙醇剂量的确定:

据武警甘肃总队王继先《中国癌症杂志》报道分次注入 99.5%以上的无水乙醇每次 2~5 ml,间隔 4~5 小时,可重复注射到止痛完全为止,无水乙醇最大量 18 ml。注射部位最高第七颈椎,最低为骶椎。15 ml 以内疗效确切止痛持久,并发症少。

六、对比分析

1. 治疗前后生活质量变化比较

生活质量指标	治疗前分值	治疗后分值	t 值	P 值
行走能力	7.46±2.12	5.54±2.01	3.76	$P<0.01$
情绪	7.52±1.44	4.12±1.25	9.77	$P<0.01$
日常生活	6.64±2.81	4.93±2.52	2.48	$P<0.05$
睡眠	6.13±1.93	3.78±1.97	4.66	$P<0.01$
生活乐趣	8.07±2.18	6.89±2.14	2.11	$P<0.05$

2. 不良反应 排尿困难 7 例,恶心 5 例,嗜睡 5 例。

七、关键技术和创新点

关键技术:

无水乙醇属神经破坏剂，目的在于神经脱髓鞘作用，使后根神经节等处发生神经退行性变。破坏后经过一段时间自行恢复，镇痛时间能延续 3～6 个月。无水乙醇是轻比重溶液，硬膜外注入节段易掌握。应用硬膜外注射无水乙醇毁损脊神经，可以姑息治疗恶性肿瘤晚期已有多处转移的疼痛，可以提高患者的生活质量，增强生存信心。

创新点：

1. 硬膜外注入无水乙醇脊神经毁损用于晚期癌止痛，安全可行，较住院止痛泵治疗及射频热凝治疗，缩短了住院日期，减少了医疗费用。是治疗晚期癌痛理想的方法。

2. 止痛时间长，效果好，提高病人生活质量，减少阿片类药物引起的呼吸抑制、便秘、恶心呕吐等副作用，减少了陪护，使家庭更和谐。

八、推广应用情况

治疗费用 2 000 元左右，住院 3～7 天。硬膜外注入无水乙醇用于晚期癌止痛，有手术条件的乡镇医院均可开展和有麻醉医师资质有简易呼吸器氧气病房也可开展此项技术，低收入家庭均可承受。

九、社会效益与经济效益

成立晚期癌止痛病房使患者在无痛舒适环境中接受治疗。既可以减轻家庭负担，又符合国家政策。应用硬膜外注射无水乙醇毁损脊神经，可以姑息治疗恶性肿瘤晚期已有多处转移的疼痛，可以提高患者的生活质量，增强生存信心，治疗费用 2 000 元左右，住院 3～7 天。降低住院天数及费用，具有显著的社会效益与经济效益。

十、存在的问题和改进意见

存在的问题：

本法是晚期癌一种有效止痛方法，样本量偏小，有待进一步研究。

改进意见：

基础改进意见是扩大样本量，改变观念，使晚期癌患者住院治疗，建立规范化的晚期癌止痛病房，使患者在无痛舒适环境中接受治疗。

附录二:中心静脉导管导丝气管穿刺逆行导引气管插管的可行性

榆林市中医医院
张贤军

一、立项的目的、背景及意义

目的:麻醉期间保持病人的呼吸道通畅,防止异物进入呼吸道,进行有效的人工或机械通气,便于吸入全身麻醉药的应用。

背景:麻醉患者中发生气管插管困难者约占1%~3%,"无法插管、无法通气"者约占0.01%,严重的困难气道处理失败致死亡的病例约占30%。

意义:为解决困难气道提出新方法。

二、国内外研究现状、发展趋势

困难气道气管插管是世界性难题。困难气道的处理与麻醉安全和质量密切相关,从1993年起,美国、德国、英国、加拿大等国纷纷采用了《气道管理实践指南》。中华医学会麻醉学分会在参考国外近年《困难气道管理指南》的基础上,结合国情和国内的临床经验起草和制定了我国困难气道管理专家意见。经过长期不懈努力国内外各种先进的气道气管插管工具已有10大系列100多项。卫生部困难气道培训班已举办五届,目前处理困难气道的常用方法:①经鼻盲探插管;②经口盲探插管(导管芯塑形法、指探引导法);③光索引导法;④导引管引导法;⑤喉罩引导法;⑥纤维支气管镜(FB)引导法;⑦逆行气管插管;⑧气管切开插管;⑨经皮气管喷射通气。

三、技术方案的选择和确定

困难气道最主要是有处理困难气道的安全、快捷、正确的思路。

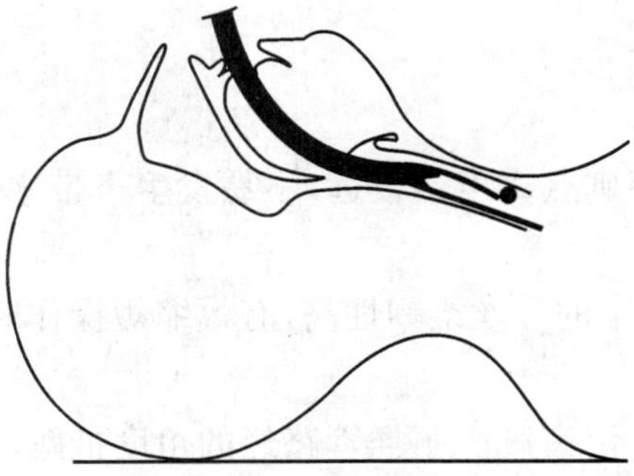

蓝色:气管导管;红色:穿刺点

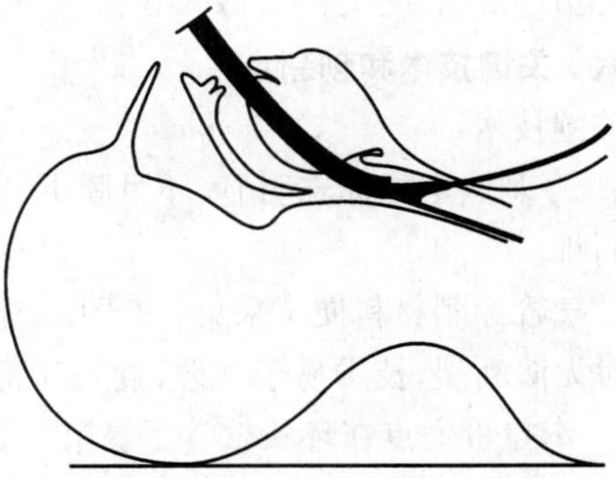

红色:中心静脉导管

四、主要技术内容

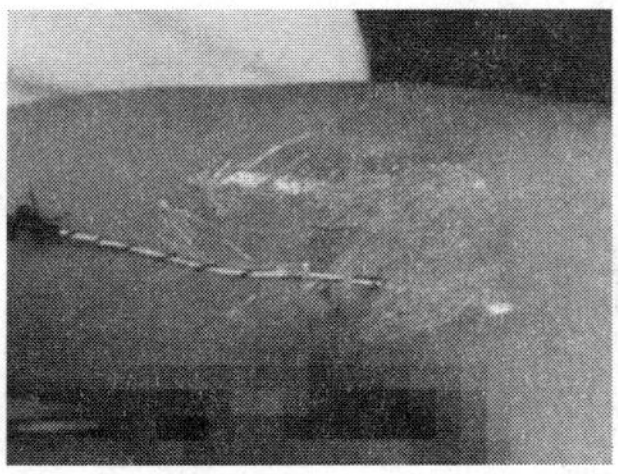
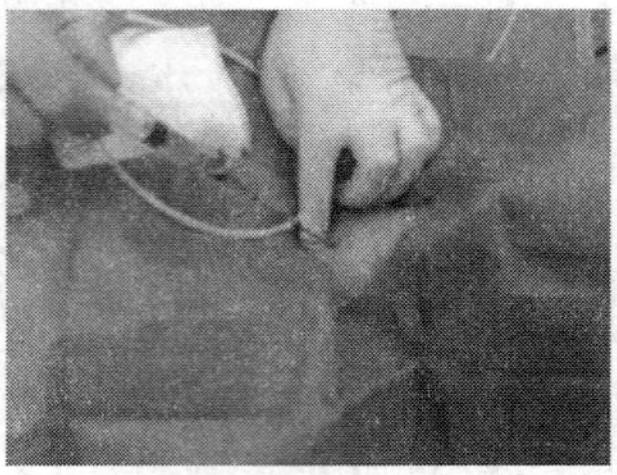
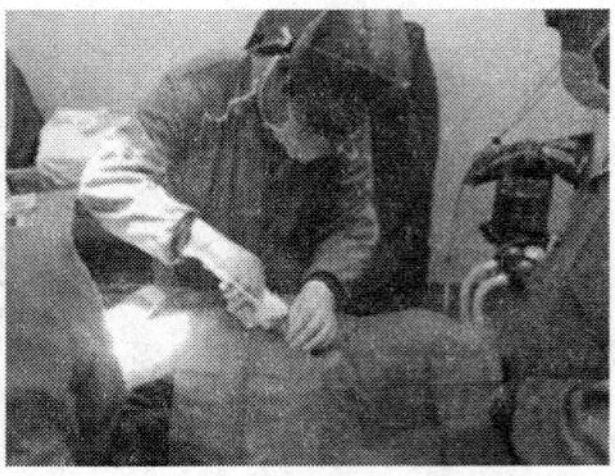
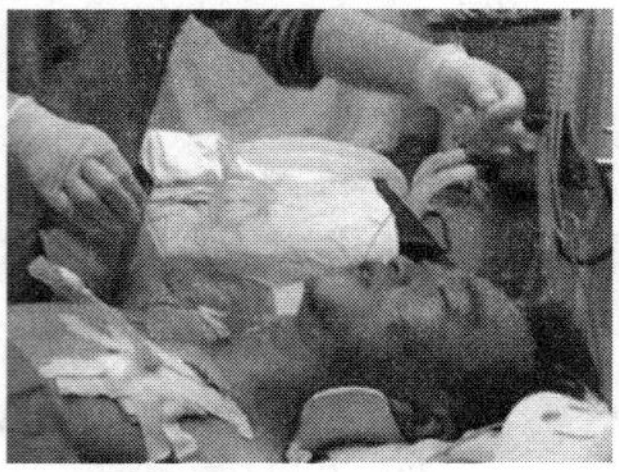
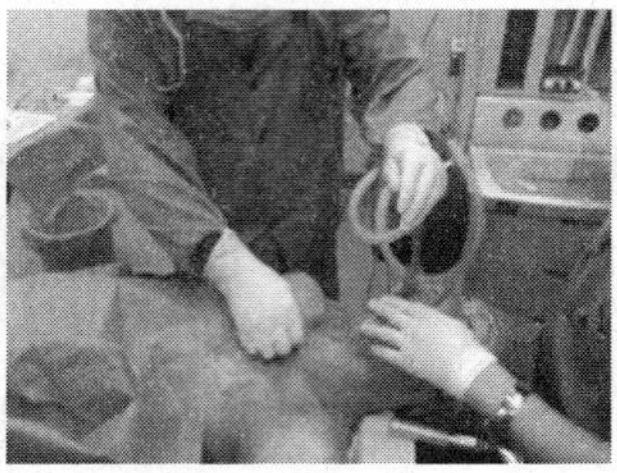
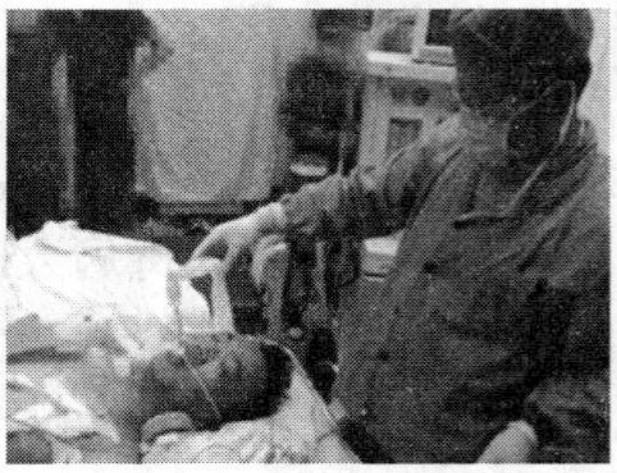

五、对比分析

1. 两组血液动力学指标的比较(n=30，±s)。

指标		T_0	T_1	T_2	T_3
收缩压(mmHg)	A组	121.4±6.5	131.5±6.3	155.8±10.4	135.2±6.2
	B组	122.2±6.1	150.7±6.5*	182.9±10.3*	140.3±6.8
舒张压(mmHg)	A组	78.6±5.5	83.5±6.1	88.5±6.1	82.6±8.4
	B组	80.4±5.3	95.3±5.4*	103.6±6.7*	84.5±8.4
心率(次/分)	A组	80.4±6.1	89.2±10.2	105.3±10.5	83.1±8.2
	B组	79.5±6.6	105.2±9.1*	123.4±10.3*	89.2±8.6

2. 与A组比较，* P<0.05。

3. 中心静脉导丝组从诱导开始到退出导引导丝时间(220.5±25.6)s，快于传统硬膜外导管组(430.7±24.3)s，(P<0.05)。

六、关键技术和创新点

关键技术：

1. 穿刺点定位标志明显，环甲膜下 2 cm，穿刺点离声带较远，不易发生声带水肿与声音嘶哑。

2. 气管穿刺材料便于采集，由于中心静脉包中的导丝柔韧性高，有效缩短操作时间，牵拉时无法断裂，技术易于掌握，置入气管可靠。

3. 牵拉着力点在环状软骨下缘第 2、3 气管环处，减少了插管路经的角度抵触，有助于气管导管端避开会厌，减少气管导管回弹滑入食管的机会，成功率高。

创新点：

1. 中心静脉导管导丝气管穿刺逆行导引气管插管用于困难气道与传统穿刺点定位不同，在环甲膜下 2 cm，相当于气管切开处。

2. 采用微创插管技术，对呼吸和循环系统干扰小，降低了麻醉并发症及风险。

3. 在中心静脉置管后进行，没有成本，较气管切开和纤支镜插管术，大大降低了患者费用。

七、推广应用情况

中心静脉导管导丝气管穿刺逆行导引气管插管先行中心静脉置管，再行气管穿刺逆行导引气管插管，不另外增加成本。小儿患者也不受限制。它在处理困难气道方面具有重要的实用价值，已成为一种优先选择困难气道的应急措施，为解决困难气道提供帮助。简便易学，成功率高，基层医院可推广应用。

八、社会效益和经济效益

此种方法于中心静脉置管术后行逆行导引气管插管，不增加额外的医疗成本，在解决困难气道气管插管的同时，加强了困难气道呼吸的管理和研究，在确保麻醉安全的同时，最大限度的减少了患者的痛苦。与纤支镜插管、气管切开比较，具有操作简单适用，安全可靠，减少了并发症，降低了医疗费用。

九、存在的问题和改进意见

存在的问题：

中心静脉导丝环甲膜下气管穿刺逆行导引气管插管在清醒、镇静、表麻下进行，患者有不适感。

改进意见：

加强麻醉医师对困难气道气管插管的基础训练，降低患者不适感。配备必要的仪器设备，最好备困难气道插管车，并对技术和设备予以持续改进。